Pflege in Einfacher Sprache
Atmung

Auswahl und Zusammenstellung der Inhalte: Diana Baer, München

Sprachliche Redaktion: Annette Gerstenkorn, Bochum

ELSEVIER

Elsevier GmbH, Bernhard-Wicki-Str. 5, 80636 München, Deutschland
Wir freuen uns über Ihr Feedback und Ihre Anregungen an kundendienst@elsevier.com

ISBN 978-3-437-26722-2
eISBN 978-3-437-06149-3

Wichtiger Hinweis für den Benutzer
Die medizinischen Wissenschaften unterliegen einem sehr schnellen Wissenszuwachs. Der stetige Wandel von Methoden, Wirkstoffen und Erkenntnissen ist allen an diesem Werk Beteiligten bewusst. Sowohl der Verlag als auch die Autorinnen und Autoren und alle, die an der Entstehung dieses Werkes beteiligt waren, haben große Sorgfalt darauf verwandt, dass die Angaben zu Methoden, Anweisungen, Produkten, Anwendungen oder Konzepten dem aktuellen Wissensstand zum Zeitpunkt der Fertigstellung des Werkes entsprechen.
Der Verlag kann jedoch keine Gewähr für Angaben zu Dosierung und Applikationsformen übernehmen. Es sollte stets eine unabhängige und sorgfältige Überprüfung von Diagnosen und Arzneimitteldosierungen sowie möglicher Kontraindikationen erfolgen. Jede Dosierung oder Applikation liegt in der Verantwortung der Anwenderin oder des Anwenders. Die Elsevier GmbH, die Autorinnen und Autoren und alle, die an der Entstehung des Werkes mitgewirkt haben, können keinerlei Haftung in Bezug auf jegliche Verletzung und/oder Schäden an Personen oder Eigentum, im Rahmen von Produkthaftung, Fahrlässigkeit oder anderweitig übernehmen.

Für die Vollständigkeit und Auswahl der aufgeführten Medikamente übernimmt der Verlag keine Gewähr.
Geschützte Warennamen (Warenzeichen) werden in der Regel besonders kenntlich gemacht (®). Aus dem Fehlen eines solchen Hinweises kann jedoch nicht automatisch geschlossen werden, dass es sich um einen freien Warennamen handelt.

Bibliografische Information der Deutschen Nationalbibliothek
Die Deutsche Nationalbibliothek verzeichnet diese Publikation in der Deutschen Nationalbibliografie; detaillierte bibliografische Daten sind im Internet über https://www.dnb.de abrufbar.

23 24 25 26 27 5 4 3 2 1

In ihren Veröffentlichungen verfolgt die Elsevier GmbH das Ziel, genderneutrale Formulierungen für Personengruppen zu verwenden. Um jedoch den Textfluss nicht zu stören sowie die gestalterische Freiheit nicht einzuschränken, wurden bisweilen Kompromisse eingegangen. Selbstverständlich sind **immer alle Geschlechter** gemeint.

Planung: Martina Lauster, München
Projektmanagement: Christine Kosel, München
Redaktion: Annette Gerstenkorn, Bochum
Bildrechteklärung: Katja Sieger-Schauer und Ramona Mühlbauer, München
Layout: Christine Kosel und Nicole Kopp, München
Herstellung: Kadja Gericke, Dürnau
Satz: Thomson Digital, Noida/Indien
Druck und Bindung: EGEDSA Sabadell, Barcelona/Spanien
Umschlaggestaltung: Favoritbuero, München
Umschlagherstellung: Spiesz-Design, Neu-Ulm
Titelbilder: Personen © Volha Hlinskaya/shutterstock, Organ © VectorMine/shutterstock

Aktuelle Informationen finden Sie im Internet unter **www.elsevier.de**

Vorwort

Liebe Leserin, lieber Leser,

„Wenn man etwas nicht einfach erklären kann, hat man es nicht verstanden.“
(A. Einstein)

Wir möchten, dass Sie alle Inhalte in der Pflegeausbildung verstehen.
Wir möchten, dass Sie Ihre Prüfung bestehen.
Wir möchten, dass Sie im Beruf richtig handeln und keine Fehler machen.

Sie interessieren sich für das Thema **Atmung**.
Zum Thema Atmung gibt es viele komplizierte Informationen und Zusammenhänge.
Dieses Buch ist deshalb in **Einfacher Sprache** geschrieben.

- Die Texte sind leichter zu verstehen als andere Texte.
- Es gibt wenige Fremdwörter.
- **Fachwörter** finden Sie hinten im Buch erklärt. Zusätzlich gibt es ein Wörterbuch in Einfacher Sprache in dieser Buchreihe.
- **Abbildungen** zeigen Ihnen die Wirklichkeit in der Praxis.
- **Farbige Kästen** heben wichtige Hinweise hervor.

Das bedeutet aber auch: Das Buch enthält nur die wichtigsten Informationen zu diesem Thema. Das Buch dient als Unterstützung und Ergänzung zu anderen Lehrbüchern.

In diesem Buch finden Sie eine Auswahl der Inhalte zum Thema **Atmung**. Zum Beispiel:

- Was muss ich beobachten?
- Wie erkenne ich eine gesunde Atmung? Wie erkenne ich Abweichungen davon?
- Welche pflegerischen Handlungen führe ich durch? Zum Beispiel: Wechsel einer Trachealkanüle oder eine atemstimulierende Einreibung.
- Wie versorge ich eine Patientin mit Pneumonie oder COPD?

Mit dieser Buchreihe möchten wir Ihnen helfen, komplizierte Zusammenhänge zu verstehen. Damit werden Sie sicher für Ihren Berufsalltag und für die Prüfungen.

München, Januar 2023
Lektorat Pflege im Namen aller Mitwirkenden

Hinweise für Leserinnen und Leser

In diesem Buch finden Sie Informationen zum Thema **Atmung**:

- Allgemeine Grundlagen. Wie funktioniert Atmung?
- Welche Organe braucht man zum Atmen?
- Was passiert beim Atmen?
- Was beobachten Sie beim Patienten?
- Wie ist die Atmung normal? Wie ist sie krankhaft verändert?
- Wie können Sie den Patienten bei Atemproblemen unterstützen?
- Sie lernen wichtige Krankheiten kennen.

Wichtige Wörter in diesem Buch sind **fett** gedruckt. Diese Wörter helfen Ihnen dabei, einen schnellen Überblick zu bekommen.
Einige Wörter sind **fett** und gelb markiert. Zum Beispiel: **Apnoe**. Das sind Fachwörter zum Thema Atmung. Diese Wörter werden am Ende des Buches im Kapitel Fachwörter erklärt.
Einige Wörter sind *kursiv* gedruckt. Zum Beispiel: *Azidose*. Das sind allgemeine Fachwörter.

Am Ende des Buches finden Sie:

- **Abkürzungen:** Die Bedeutung von Abkürzungen aus dem Buch wird erklärt.
- **Fachwörter:** Hier werden die fett gedruckten und gelb markierten Fachwörter aus dem Buch erklärt.
- **Stichwörter:** Alle wichtigen Stichwörter aus dem Buch sind hier alphabetisch geordnet. Die Seitenzahlen geben an, auf welcher Seite mehr dazu steht.

Zusätzlich gibt es ein Wörterbuch in dieser Buchreihe. Darin werden in Einfacher Sprache viele pflegerische und medizinische Fachwörter erklärt.

Folgende Kästen helfen Ihnen bei der Orientierung.

Begriffserklärung

Dieser Kasten erklärt wichtige Begriffe: Was bedeutet das?

Merkhilfe

Dieser Kasten gibt Hinweise zum einfachen Merken: Was ist wichtig?

Praxistipp

Dieser Kasten gibt Tipps für die Praxis: Wie setze ich das im beruflichen Alltag um?

Notfall

Dieser Kasten erklärt Notfallsituationen: Was mache ich bei einem Notfall?

Fehler gefunden?

An unsere Inhalte haben wir sehr hohe Ansprüche. Trotz aller Sorgfalt kann es passieren, dass sich ein Fehler einschleicht. Oder dass fachlich-inhaltliche Aktualisierungen notwendig geworden sind.
Wenn ein relevanter Fehler entdeckt wird, stellen wir eine Korrektur zur Verfügung. Mit diesem QR-Code können Sie die Korrektur schnell abrufen.
https://else4.de/978-3-437-26722-2

Wir sind dankbar für jeden Hinweis. Damit helfen Sie uns, dieses Werk zu verbessern. Bitte richten Sie Ihre Anregungen, Lob und Kritik an folgende E-Mail-Adresse:
kundendienst@elsevier.com

Inhaltsverzeichnis

1 Was ist Atmung?

Die **Atmung** ist wichtig zum Leben. Veränderungen können schnell lebensbedrohlich sein.
Die folgenden Maßnahmen sind lebenssichernd: die Beobachtung der Atmung, das Erkennen von Atemstörungen und die Einleitung von Maßnahmen, um das Atmen leichter zu machen.
Durch das **Atmungssystem** ist der Körper in der Lage, zu atmen. **Atmen** bedeutet, Gase mit der Umgebung auszutauschen. Das nennt man: äußere Atmung.
Äußere Atmung: Die Lungen nehmen den lebensnotwendigen Sauerstoff aus der Atemluft auf. Und sie geben **Kohlendioxid** ab.
Innere Atmung: In den Körperzellen werden Nährstoffe verbrannt. Dadurch entsteht Energie. Es wird dabei Sauerstoff verbraucht. Die innere Atmung nennt man auch Zellatmung.
Äußere Atmung ist die Voraussetzung für die innere Atmung.
Doch was passiert beim gesunden Atmen?
Welche krankhaften Veränderungen gibt es? Wie entstehen sie?
Welche pflegerischen Maßnahmen gibt es zur Unterstützung? Zum Beispiel Einreibungen und Positionierungen.
Wie wird abgesaugt? Wie kann man Sauerstoff geben?
Dieses Buch gibt Ihnen Antworten. Veränderungen der Atmung können erkannt werden. Sie lernen, professionell darauf zu reagieren.

1.1 Welche Organe braucht man zum Atmen?

Alle Atemwege werden zusammen **Respirationstrakt** genannt. Beim **Atmen** sind viele Organe beteiligt.
Die **Atemwege** lassen sich in **obere** und **untere** Atemwege unterteilen:
Die **oberen Atemwege** sind die Nase, die Nasennebenhöhlen und der Rachen.
Die **unteren Atemwege** sind der Kehlkopf, die Luftröhre und die Bronchien bis zu den Lungen.
Atmen ist eine **lebensnotwendige Aufgabe** des menschlichen Körpers. Es läuft meistens unbewusst ab. Also ohne, dass man daran denkt.

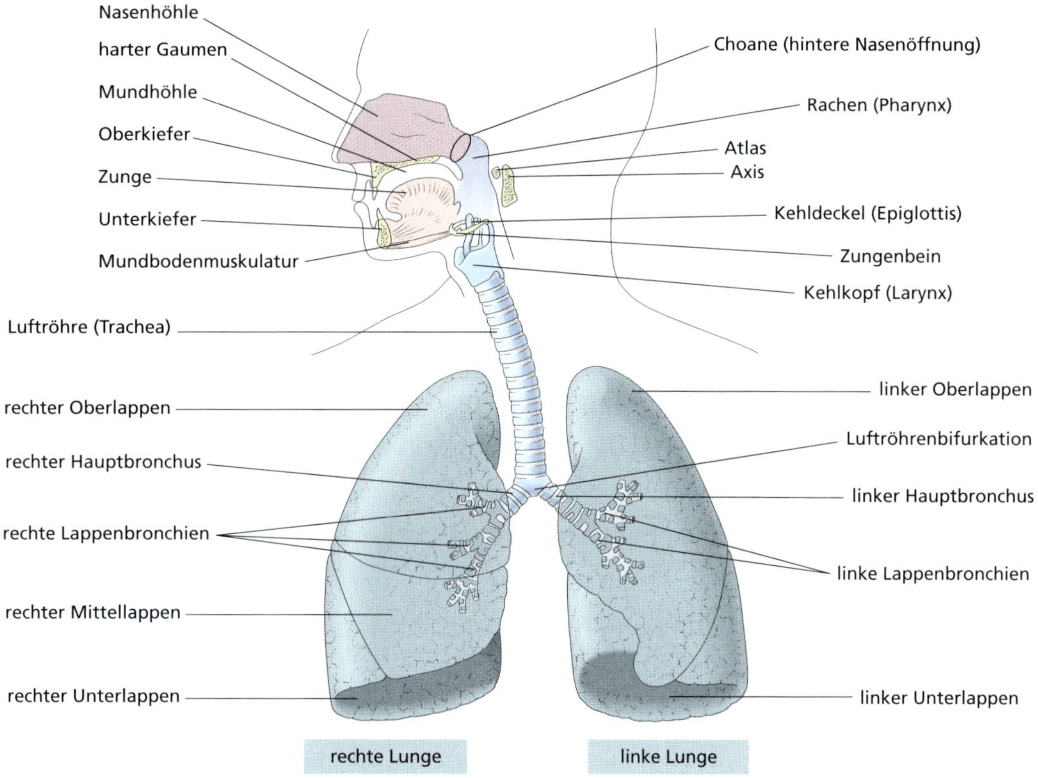

Abb. 1.1 Das Atmungssystem
[L190]

Die Nase

Die Luft strömt zuerst in die **Nase**. In der Nase wird die Luft sauber, warm und feucht gemacht. Die Nase braucht man zum Riechen. Sie ist ein Riechorgan. Die Nasennebenhöhlen münden über Verbindungsgänge in die Nase.

Der Rachen

Der **Rachen** reicht vom hinteren Nasenraum bis zum Kehlkopf. Der Rachen wird unterteilt in: Nasopharynx, Oropharynx und **Laryngopharynx**.

Merkhilfe

Der Rachen hat viel lymphatisches Gewebe. Das Fachwort dafür ist: *lymphatischer Rachenring.* Man braucht ihn zur Infektabwehr. Das bedeutet: zum Abhalten von Krankheitserregern.

Der Kehlkopf

Der **Kehlkopf** besteht aus einigen Knorpeln. Die Knorpel sind überzogen von Schleimhaut. Der Kehlkopf geht in die Luftröhre über. Durch den Kehldeckel wird die

Luftröhre beim Schlucken verschlossen. Den Kehlkopf braucht man für die Stimme. Die Stimmerzeugung geschieht durch die Stimmbänder.

Die Luftröhre

Die **Luftröhre** ist ein langer Schlauch. Er ist mit Schleimhaut ausgekleidet.

Die Bronchien

Die Luftröhre teilt sich weiter auf in die **Bronchien**. Die Bronchien gehen bis in die Lunge. Sie zweigen sich auf wie Äste. Sie werden dabei immer kleiner.

Die Alveolen

Die kleinsten Verzweigungen nennt man die **Alveolargänge**. Sie gehen in die **Alveolen** über. In den Alveolen findet der **Gasaustausch** statt.

Die Lungen

Die linke **Lunge** hat 2 **Lungenlappen**. Die rechte Lunge hat 3 **Lungenlappen**.

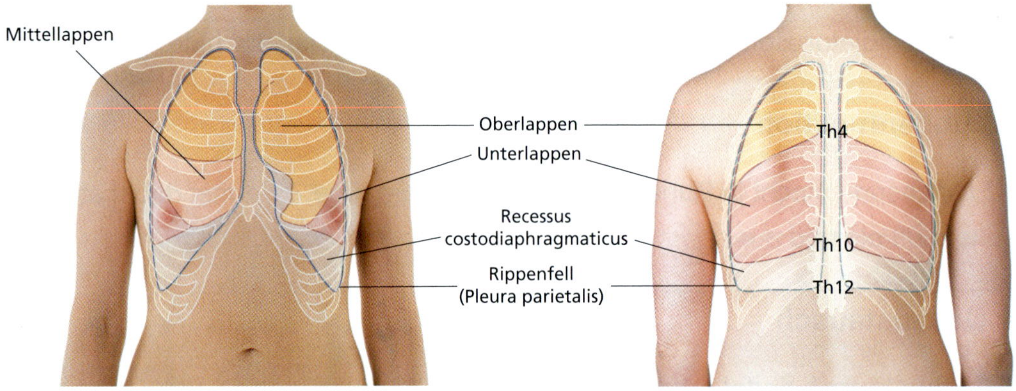

Abb. 1.2 Darstellung der Lungen, Lungenlappen und Pleura in Atemmittellage auf die Brustwand. Links von vorne, rechts von hinten. Der Mittellappen rechts ist von hinten nicht sichtbar.
[E402]

Das Brustfell

Die **Lungen** sind vom Lungenfell überzogen. Die Rippenseite ist vom Rippenfell überzogen. Beide zusammen bilden das Brustfell. Das Fachwort für Brustfell heißt: **Pleura.**
Zwischen beiden liegt die **Pleurahöhle**. Die Pleurahöhle ist mit Flüssigkeit gefüllt. Durch die Flüssigkeit können die Lungen sich bewegen.

1.2 Was passiert beim Atmen?

Die beiden wichtigsten Aufgaben der Atmung sind: die Versorgung der Zellen mit Sauerstoff und die Abatmung von **Kohlendioxid**.
Durch die **Ventilation** gelangt sauerstoffreiche Luft in die Lungen. Ventilation ist das Fachwort für: Belüftung. Durch **Diffusion** gelangt der Sauerstoff aus den **Alveolen** in die **Kapillaren**. Diffusion ist das Fachwort für: Ausgleich von Konzentrationsunterschieden. Umgekehrt gelangt das Kohlendioxid zurück in die Alveolen. Dann wird es ausgeatmet. Eine gute **Perfusion** der Lunge und der Alveolen ist eine wichtige Bedingung für die Atmung. Perfusion ist das Fachwort für: Durchblutung.

Die Atemmechanik

Der Hauptmuskel bei der **Einatmung** ist das **Zwerchfell**. Beim **Anspannen** werden die Lungen nach unten gezogen. Sie werden weit. Dann saugen sie Luft an. Die äußeren **Zwischenrippenmuskeln** helfen dabei mit.
Die **Ausatmung** erfolgt durch das lockere Zusammenziehen der Lungen beim **Entspannen** des Zwerchfells.
Zu den **Atemhilfsmuskeln** für die **Einatmung** gehören die Schultermuskulatur und die Halsmuskulatur. Bei der **Ausatmung** ist die Bauchmuskulatur beteiligt.

Die Lungenfunktion

Der Erwachsene macht in Ruhe **pro Minute 15 Atemzüge**. Er atmet dabei etwa 7,5 Liter Luft ein und aus.

Der Gasaustausch

Der **Gasaustausch** findet durch **Diffusion** in den Alveolen statt.
Die Alveolen sind von **Kapillaren** umgeben. Die Kapillaren nehmen Sauerstoff auf und geben **Kohlendioxid** ab.
Sauerstoff wird im Blut vor allem an **Hämoglobin** gebunden transportiert. Kohlendioxid wird zu gleichen Teilen als Bikarbonat im Blut gelöst. Sowie an Hämoglobin gebunden.

Die Atmungsregulation

Die **Atemtätigkeit** wird durch das Atemzentrum im verlängerten Mark des Gehirns gesteuert. Der Gehalt von Kohlendioxid und Sauerstoff und der pH-Wert im Blut werden dauernd gemessen. Das geschieht durch Chemorezeptoren. Durch die Anpassung der Atmung werden die Werte stabil gehalten.

2 Beobachtung der Atmung

Eine wichtige Aufgabe für Pflegefachpersonen ist die **Beobachtung** der Atmung.
Sie ist eine Überwachungsmaßnahme.
Durch genaues Beobachten gewinnt man Informationen über den Patienten.
Diese Informationen braucht man, um Entscheidungen für die Behandlung des Patienten zu treffen.

2.1 Wer braucht eine genaue Beobachtung der Atmung?

Pflegefachpersonen führen eine **genaue Atembeobachtung** durch bei:

- der Aufnahme des Patienten
- Patienten mit Lungenerkrankungen
- Patienten mit Herzerkrankungen
- frisch operierten Patienten
- bewusstlosen Patienten
- Patienten mit eingeschränktem Bewusstsein
- Neugeborenen
- Frühgeborenen
- Patienten mit Hirnverletzungen
- Patienten mit Hirnerkrankungen
- schwer kranken Patienten
- Patienten von Intensivstation

2.2 Was beobachten Pflegefachpersonen?

Die genaue Beobachtung der Atmung machen Sie immer gleich. Sie beachten:

- Wie atmet der Patient? Das Fachwort heißt: **Atemtyp**.
- Wie oft atmet der Patient? Das Fachwort heißt: **Atemfrequenz**.
- Wie tief atmet der Patient? Das Fachwort heißt: **Atemintensität**.
- Ist die Atmung regelmäßig? Das Fachwort heißt: **Atemrhythmus**.
- Welche Geräusche macht die Atmung? Das Fachwort heißt: **Atemgeräusche**.
- Wie riecht der Atem? Das Fachwort heißt: **Atemgeruch**.
- Wie sehen die Spucke oder der ausgehustete Schleim aus? Das Fachwort heißt: **Sputum** oder **Auswurf**.
- Wie hört sich der **Husten** an?

Wie beobachten Sie?

Bei Patienten, die sehr flach atmen:
Sie legen eine Hand flach auf das Brustbein. Die andere Hand legen Sie seitlich an den Brustkorb. So spüren Sie die **Atembewegungen**.
Wenn das nicht funktioniert?
Dann können Sie Ihre Hand vor Nase und Mund des Patienten halten. So spüren Sie die Luftbewegung.

Praxistipp

Bei Säuglingen und Kleinkindern kann die Atmung auch durch Abhören mit dem Stethoskop erfasst werden.

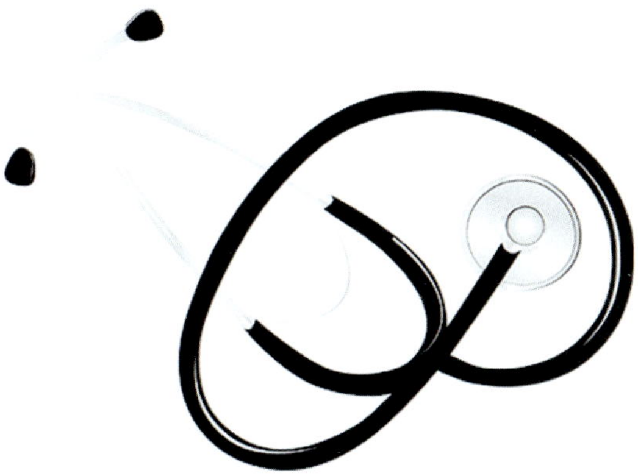

Abb. 2.1 Stethoskop [J787]

Außerdem beobachten Sie Folgendes:

- Setzt der Patient die **Atemhilfsmuskulatur** ein?
- Sehen die Bewegungen beim Atmen auf beiden Seiten gleich aus?
- Atmet der Patient in **Schonatmung**?
- Wie fühlt sich der Patient?
  - Wie beschreibt er seine Atmung?
  - Hat er Probleme beim Atmen?
  - Hat er Schmerzen beim Atmen?
  - Gibt es psychische Probleme? Beeinflussen diese Probleme seine Atmung?
- Hautfarbe: Ist die Haut blass oder blau?
- Wie sind Blutdruck, Puls und Temperatur?
- Bei Kindern: Besteht eine Atemwegserkrankung?
- Rauchen: Ist der Patient Raucher? Wie viele Zigaretten raucht er am Tag?

Dokumentation

Das Aufschreiben der Beobachtungen ist wichtig. Das Fachwort heißt:
Dokumentation.
Die Dokumentation erfolgt in einer Verlaufskurve oder auf einem Überwachungsblatt.
Und sie wird im Pflegebericht aufgeschrieben. Ein Beispiel ist:
Frau Maier hat Schmerzen beim Einatmen. Nachts hat sie starken Husten.

2.3 Die gesunde Atmung

Zu den Aufgaben der Pflegefachperson gehört die Beobachtung des Patienten. Die Atmung passiert, ohne dass man daran denkt. Die gesunde Atmung ist:

- regelmäßig und gleichmäßig
- tief
- ohne Geräusche und ohne Gerüche

Die Atmung ist **physiologisch**.

Das Einatmen und das Ausatmen sind entspannt. Die Atmung verläuft ohne Anstrengungen.

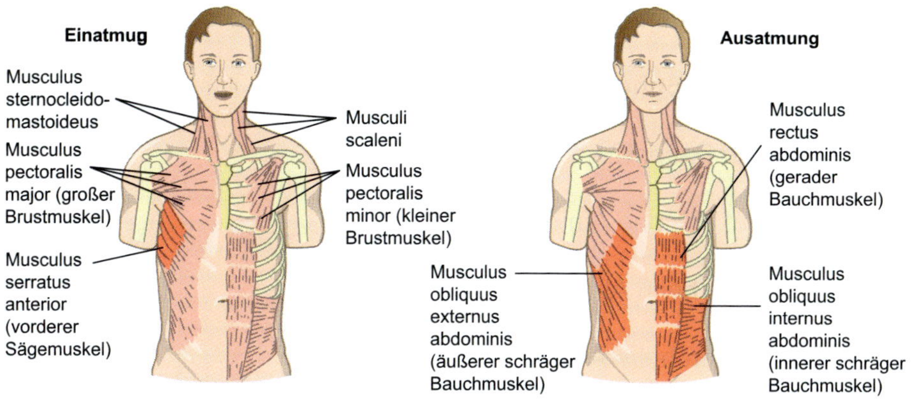

Abb. 2.2 Atemhilfsmuskulatur. Links Hilfseinatmer, rechts Hilfsausatmer. [L138, L190]

Atemtyp

Der **Atemtyp** gibt an, wie man atmet. Man kann mit dem Bauch atmen. Oder man kann mit der Brust atmen.
Grundsätzlich lassen sich **zwei Atemtypen** unterscheiden:

- Die **Bauchatmung**. Das Fachwort für Bauchatmung heißt: *Abdominalatmung* oder *Zwerchfellatmung.*
- Die **Brustatmung**. Das Fachwort für Brustatmung heißt: *Kostalatmung* oder *Thorakalatmung.*

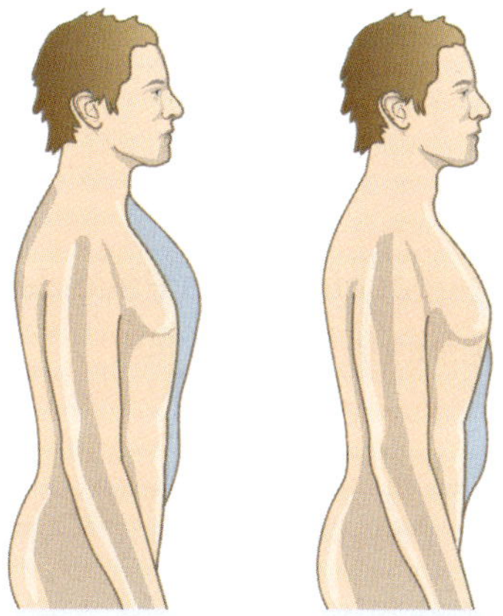

Abb. 2.3 Brustatmung und Bauchatmung [L138]

Merkhilfe

Bauchatmung: Bei der Einatmung senkt sich das **Zwerchfell** und der Bauch wölbt sich vor.
Brustatmung: Die **Zwischenrippenmuskeln** heben den Brustkorb an.

Atemfrequenz

Atemfrequenz heißt: Atemzüge pro Minute. Oder: Wie oft atmet der Patient in 1 Minute. Ein Atemzug besteht aus einer Einatmung und einer Ausatmung. Kinder haben eine andere Atemfrequenz als alte Menschen.

Tab. 2.1 Normale Atemfrequenz

Alter	Atemfrequenz
Frühgeborene	50–70 Atemzüge in 1 Minute
Neugeborene	35–50 Atemzüge in 1 Minute
Kleinkind, 1 Jahr	25–30 Atemzüge in 1 Minute
Kind, 6 Jahre	20–25 Atemzüge in 1 Minute
Jugendlicher, 16 Jahre	15–20 Atemzüge in 1 Minute
Erwachsener	12–20 Atemzüge in 1 Minute

Atemintensität und Atemtiefe

Die **Atemintensität** kann man nicht messen. Die **Atemtiefe** kann man mit einem **Lungenfunktionstest** messen.

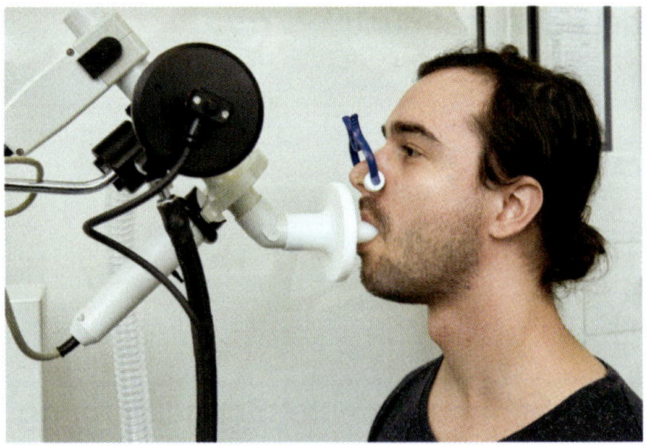

Abb. 2.4 Lungenfunktionstest [K115]

Atemintensität und Atemtiefe schwanken, weil der Körper folgende Ziele hat:

- eine möglichst ausgeglichene Atmung
- die Deckung des Sauerstoffbedarfs
- den Kohlendioxidgehalt und den pH-Wert im Blut gleich halten

Pflegefachpersonen beobachten die Atmung. Dabei beurteilen sie die Atemintensität und die Atemtiefe je nach Zustand des Patienten.

Atemrhythmus

Der **Atemrhythmus** ist physiologisch, wenn die Atemzüge regelmäßig erfolgen. Und wenn dabei die gleiche Luftmenge eingeatmet wird. Die Ausatmung dauert etwa doppelt so lange wie die Einatmung.

2.4 Veränderungen der Atmung

Atemtyp

Hilfe durch die Atemhilfsmuskulatur

Zum Beispiel bei **Atemnot** wird die Atemhilfsmuskulatur genutzt. Das Fachwort heißt: *Auxiliaratmung.*

Ungleiche Bewegung des Brustkorbs

Zum Beispiel bei Rippenserienfrakturen, Pneumothorax oder Zwerchfelllähmung entsteht eine **paradoxe Atmung**. Diese erkennt man an der ungleichen Bewegung des Brustkorbs. Sie wird auch *asymmetrische Bewegung* genannt.
Auf der betroffenen Seite senkt sich der Thorax bei der Einatmung. Und er hebt sich bei der Ausatmung.

Atemfrequenz

Tachypnoe

Begriffserklärung

Tachypnoe bedeutet **Schnellatmung**.
Höhere Atemfrequenz als normal. Beim Erwachsenen mehr als 20 Atemzüge in der Minute. Bei Kindern mehr Atemzüge als normal.

Tachypnoe kann auch normal sein. Zum Beispiel bei Sport oder Aufregung.
Krankhafte Ursachen sind:

- Schmerzen
- Schilddrüsenüberfunktion
- Fieber

Merkhilfe

Die Atemfrequenz steigt um etwa 7 Atemzüge pro Minute pro 1 °C Temperaturanstieg.

- Herzerkrankungen und Lungenerkrankungen
- **Anämie**

Der Körper versucht, den erhöhten Sauerstoffbedarf oder den Sauerstoffmangel auszugleichen. Deshalb erhöht er die Atemfrequenz.

Bradypnoe

Begriffserklärung

Bradypnoe bedeutet **Langsamatmung**.
Geringere Atemfrequenz als normal. Beim Erwachsenen weniger als 12 Atemzüge in der Minute. Bei Kindern weniger Atemzüge als normal.

Bradypnoe kann auch normal sein. Zum Beispiel beim Schlafen oder bei tiefer Entspannung. Und bei trainierten Sportlern.
Krankhafte Ursachen sind:

- Schädigung des Atemzentrums. Zum Beispiel bei Schädel-Hirn-Trauma oder Hirnödem.
- Vergiftungen. Zum Beispiel durch Opiate.
- Atempumpenschwäche. Zum Beispiel bei neuromuskulären Erkrankungen.
- Stoffwechselerkrankungen. Zum Beispiel Hypothyreose.

Apnoe

Begriffserklärung

Apnoe bedeutet **Atemstillstand**.
Apnoe ist ein **Notfall**. Es muss sofort reagiert werden!

So erkennt man eine **Apnoe:**

- Sie können keine Atembewegungen vom Brustkorb und Bauch sehen und fühlen.
- Sie können keine Atemgeräusche an Nase und Mund hören oder fühlen.
- Der Betroffene ist bewusstlos. Oder er wird bewusstlos.
- Die Haut ist blass oder blau.

Mögliche Gründe für eine Apnoe:

- Verlegung der Atemwege. Zum Beispiel durch Insektenstich, **Aspiration**, Tumor.
- Beschädigung des Atemzentrums. Zum Beispiel bei Schlaganfall.
- Lähmung der Atemmuskulatur. Zum Beispiel bei **amyotropher Lateralsklerose**.
- Folge eines Herzstillstands. Zum Beispiel nach Herzinfarkt.
- Unreife des Atemzentrums bei Frühgeborenen.
- Symptom bei Keuchhusten.

Notfall

Der Sauerstoffmangel führt innerhalb von 5 bis 10 Minuten zu Schäden an den Organen. Vor allem am Gehirn. Diese **Schäden** sind endgültig.
Sie können zum Tode führen.
Deshalb muss **sofort** mit der **Reanimation** begonnen werden!

Atemintensität und Atemtiefe

Hypoventilation

Begriffserklärung

Hypo ist Latein und bedeutet: **unter**.
Ventilare ist Latein und bedeutet: **fächeln**.
Im Verhältnis zum Sauerstoffbedarf des Körpers ist eine zu geringe Belüftung der **Alveolen** vorhanden. Das geschieht durch zu geringes Atemzugvolumen oder Atemminutenvolumen. Zuerst steigt das pCO_2 im Blut an. Das Fachwort ist: **Hyperkapnie**. Bei klinisch relevanter **Hypoventilation** sinkt auch das pO_2 im Blut. Das Fachwort ist: **Hypoxämie**.

Eine **Hypoventilation** tritt häufig auf bei

- Bettlägerigkeit.
- **Schonatmung**.
- Sekretstau in den Atemwegen.
- einem fehlenden Lipoproteinfilm auf den Alveolen. Dadurch **kollabieren** Alveolen leichter. Das passiert oft bei Frühgeborenen. Das Fachwort dafür ist: **Surfactantmangel**.

Die Patienten haben eine flache, oberflächliche Atmung.
Die Atemfrequenz kann normal, erhöht oder erniedrigt sein.
Einzelne Lungenabschnitte werden weniger belüftet. Dadurch nimmt auch die Lungendurchblutung ab.
Das Atemproblem verstärkt sich weiter. Die Gefahr einer **Pneumonie** nimmt zu.

Hyperventilation

Begriffserklärung

Hyper ist Griechisch und bedeutet: **über**.
Ein erhöhtes Atemminutenvolumen ist vorhanden, welches über die Stoffwechselbedürfnisse hinausgeht. Das führt zu einem erniedrigten pCO_2 im Blut. Das Fachwort für erniedrigtes pCO_2 ist: **Hypokapnie**.

Eine **Hyperventilation** ist meist psychisch bedingt. Sie kann aber auch hormonelle, **zentrale**, stoffwechselbedingte oder medikamentöse Ursachen haben.
Der Betroffene hat eine beschleunigte und vertiefte Atmung.
Eine schnelle Atmung durch körperliche Anstrengung ist keine Hyperventilation.

Praxistipp

Patienten zu einer ruhigen Atmung anleiten. Den Betroffenen in eine Plastiktüte einatmen und ausatmen lassen.
Dadurch atmet er das abgeatmete **Kohlendioxid** wieder ein. Der Kohlendioxidgehalt im Blut steigt dann wieder an. Dadurch löst sich der krampfartige Zustand auf.

Notfall

Durch die vermehrte Abatmung von Kohlendioxid kann es zu einem krampfartigen Zustand kommen. Das Fachwort heißt: **Hyperventilationstetanie**.

Schonatmung

Die **Schonatmung** ist eine oberflächliche Atmung. Sie tritt auf bei Schmerzen im Brustraum oder Bauchraum. Zum Beispiel bei körperlicher Schwäche oder nach einer Operation. Das Fachwort für nach einer Operation heißt: **postoperativ.**

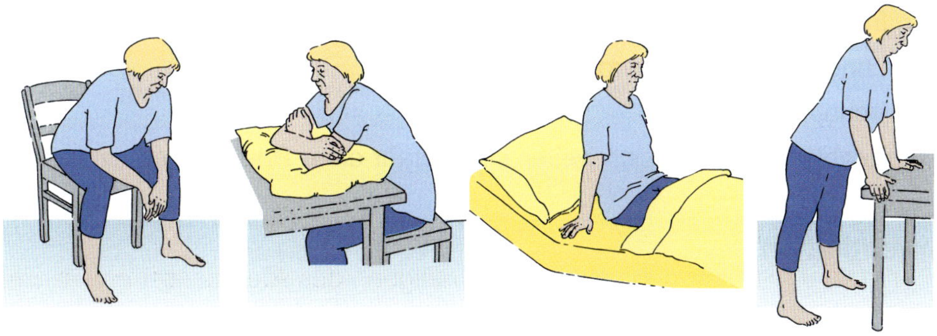

Abb. 2.5 Patientin in Schonatmung
[L119]

Kussmaulatmung

Die **Kussmaulatmung** erkennt man an unnormalen tiefen, aber sehr regelmäßigen Atemzügen.

Die Kussmaulatmung tritt bei einer stoffwechselbedingten **Azidose** auf. Diese kann beim diabetischen oder urämischen Koma auftreten. Es fallen vermehrt saure Stoffwechselprodukte an. Dadurch wird der pH-Wert im Blut sauer. Das Fachwort für den sauren pH-Wert im Blut heißt: *Azidose.* Durch die starke, tiefe Atmung wird vermehrt Kohlendioxid abgeatmet. Dadurch soll der niedrige pH-Wert korrigiert werden.

Atemrhythmus

Begriffserklärung

Partialdruck: Druckanteil des Sauerstoffs oder Kohlenstoffs am Gesamtluftdruck.
Der Partialdruck im Blut ist messbar. Er gibt Informationen über die **Atemfunktion.**

Es ist normal, dass sich der **Atemrhythmus** bei körperlicher Anstrengung verändert. Zum Beispiel beim Heben von schweren Sachen.
Krankhafte Veränderungen vom Atemrhythmus verändern meistens auch die Atemfrequenz und die Atemintensität. Veränderungen sind zum Beispiel:

- Cheyne-Stokes-Atmung
- Schnappatmung
- Biot-Atmung
- Nasenflügelatmung

Cheyne-Stokes-Atmung

Bei der **Cheyne-Stokes-Atmung** schwellen die Atemzüge immer wieder an und ab. Gefolgt von einer Atempause.
Dieser **Atemtyp** tritt bei einer schweren Schädigung des Atemzentrums auf. Er tritt auch auf bei Herzerkrankungen. Als Folge einer verlangsamten Blutströmung. Physiologisch findet man die Cheyne-Stokes-Atmung im Schlaf. Oder auch bei einem schnellen Anstieg von Höhenmetern. Zum Beispiel in den Bergen.

Schnappatmung

Bei der **Schnappatmung** gibt es einzelne schnappende Atemzüge zwischen langen Atempausen.

Häufig geht ihr die Cheyne-Stokes-Atmung voraus.
Die Schnappatmung ist oft ein Zeichen des nahenden Todes.

Biot-Atmung

Die **Biot-Atmung** erkennen Sie an einigen tiefen und regelmäßigen Atemzügen.
Dann folgt eine Atempause.
Sie kommt vor:

- bei Patienten mit erhöhtem Hirndruck
- bei **Meningitis**
- bei direkter Schädigung des Hirnstamms durch ein Schädel-Hirn-Trauma
- bei Frühgeborenen mit unreifem Atemzentrum

Tab. 2.2 Pathologische Atemmuster [A400]

Bezeichnung	Atemmuster
Normale Ruheatmung	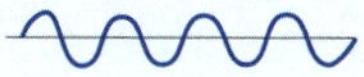
Kussmaul-Atmung	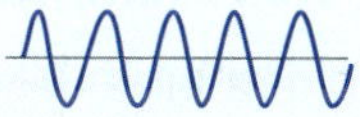
Cheyne-Stokes-Atmung	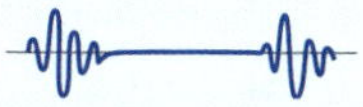
Schnappatmung	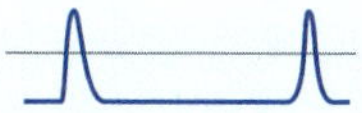
Biot-Atmung	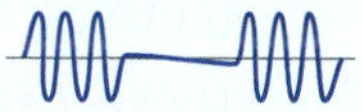

Nasenflügelatmung

Bei der **Nasenflügelatmung** werden die Nasenflügel beim Einatmen aufgebläht. So wird die Atmung unterstützt.

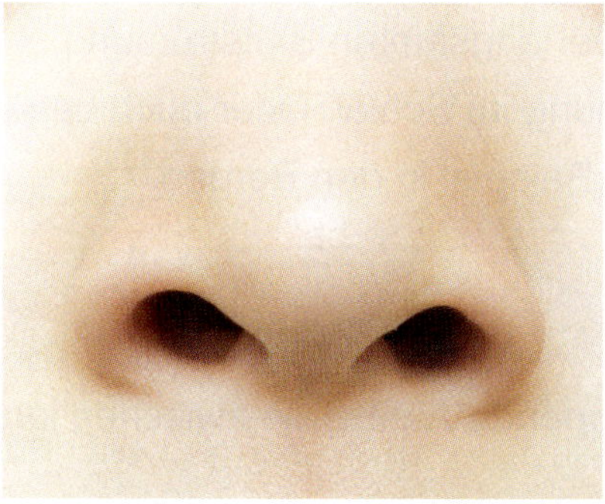

Abb. 2.6 Patientin mit Nasenflügelatmung [J787]

Die Nasenflügelatmung tritt auf bei Atemnot. Sie ist häufig bei Säuglingen und Kindern zu beobachten.

Atemgeräusche

Es ist normal, dass Sie die Atmung bei körperlicher Anstrengung oder Erregung hören. Krankhafte Atemgeräusche sind:

- Schnarchen
- **Stridor**
- **Rasselgeräusche**
- Schluckauf

Stridor

Begriffserklärung

Stridor ist Latein und bedeutet **Zischen** oder **Pfeifen**.
Der Stridor ist ein ziehendes oder pfeifendes Atemgeräusch. Das Geräusch entsteht durch **verengte Atemwege.**
Die Verengung bewirkt häufig auch eine Atemnot.

Stridor beim Einatmen
Das Fachwort für einen Stridor beim Einatmen heißt: inspiratorischer Stridor.
Er entsteht durch eine Verlegung der großen extrathorakalen Atemwege. Zum Beispiel bei Einengung der Trachea durch eine vergrößerte Schilddrüse oder beim Krupp-Syndrom.

Stridor beim Ausatmen
Das Fachwort für einen Stridor beim Ausatmen heißt: exspiratorischer Stridor. Er tritt auf durch eine Verengung in den kleinen intrathorakalen Atemwegen. Zum Beispiel bei einem **Asthma-bronchiale-Anfall**.

Praxistipp

Ein exspiratorisches Stöhnen tritt oft beim Atemnotsyndrom bei Frühgeborenen und Neugeborenen auf.

Inspiratorischer und exspiratorischer Stridor können auch gemeinsam auftreten.

Rasselgeräusche

Rasselgeräusche sind krankhafte Atemgeräusche. Die Ursache liegt in den Bronchien. Sie können sie hören oder spüren. Legen Sie dazu die Hand auf das Brustbein oder den Brustkorb. Als Hilfsmittel können Sie das Stethoskop verwenden. Die Rasselgeräusche können sich verschieden anhören:

- Giemen und Brummen:
  Das sind trockene Atemgeräusche. Sie hören sie vor allem während der Ausatmung. Durch verengte Atemwege werden Schleimfäden durch den Luftstrom bewegt. Das ist zum Beispiel bei der **chronisch-obstruktiven Bronchitis** der Fall.
- feuchte Rasselgeräusche:
  Sie entstehen, wenn größere Mengen flüssigen Sekrets mit dem Luftstrom verwirbelt werden. Zum Beispiel beim Lungenödem oder nach einer **Aspiration**.

Schluckauf

Schluckauf entsteht durch eine Reizung eines Nervs im **Zwerchfell**. Das Fachwort für Schluckauf ist: **Singultus**.
Durch die Reizung des Nervs entstehen ruckartige Bewegungen des Zwerchfells. Dadurch strömt die Luft schnell in die Lungen. An den Stimmbändern entsteht dann das bekannte Geräusch. Ein Schluckauf ist meistens nicht schlimm. Er kann zum Beispiel auftreten, wenn man zu schnell trinkt. Manchmal tritt ein Schluckauf auch als **Symptom** nach Bauchoperationen auf. Er kann auch bei einer Bauchfellentzündung auftreten.

Atemgeruch

Der Atemgeruch ist normal nicht auffällig. Er kann sich durch die Mundhygiene und die Ernährung verändern. Wenn der Atemgeruch übelriechend oder stark ist, dann ist meistens eine Krankheit die Ursache.

Tab. 2.3 Ursachen für krankhafte Veränderungen des Atemgeruchs

Wie riecht es?	Möglicher Grund
Übler Mundgeruch, das Fachwort heißt: **Foetor ex ore**	Munderkrankungen, zum Beispiel Stomatitis. Oder Magenerkrankungen, zum Beispiel Gastritis.
Azetongeruch: zum Beispiel wie fauliges Obst oder Nagellackentferner	Diabetisches Koma, langes Hungern, oft zusammen mit Kussmaulatmung

Tab. 2.3 Ursachen für krankhafte Veränderungen des Atemgeruchs (Fortsetzung)

Wie riecht es?	Möglicher Grund
jauchig-stinkender Fäulnisgeruch	Zerfallsprozesse in den Atemwegen, zum Beispiel durch Lungentumor oder Lungengangrän
Ammoniakgeruch: scharf, wie faule Eier	Ammoniak kann von der Leber nicht mehr abgebaut werden, zum Beispiel bei Leberzirrhose.
Geruch nach Erde oder Geruch nach frischer Leber, das Fachwort ist: **Foetor hepaticus**	beim Untergang von Lebergewebe
Eitergeruch: fader, süßlicher Geruch	bakterielle Infektionen, zum Beispiel **Pneumonie**, Diphtherie
nach Urin, das Fachwort ist: **Foetor uraemicus**	Nierenversagen im Endstadium

Sputum

Begriffserklärung

Sputum ist der Schleim aus den Bronchien, der ausgehustet wird. Weitere Fachwörter sind: *Auswurf,* **Expektoration**.
Sputum ist immer krankhaft.

Wenn der Patient eine Erkrankung der Atemwege hat, dann ist es normal, dass viel **Sekret** in den Atemwegen gebildet wird. Wichtig ist, dass Sie genau beschreiben:

- Wie viel Sekret ist es?
- Welche Farbe hat das Sekret?
- Sind Beimischungen dabei?
- Ist das Sekret eher flüssiger oder fest? Das Fachwort für die Beschaffenheit des Sekrets heißt: **Konsistenz**.
- Welchen Geruch hat das Sekret?

Sie können daran erkennen, welche Erkrankungen vorliegen.

Tab. 2.4 Beobachtung des Sputums

	Gesund	Krankhaft
Wie viel?	Nur ein wenig Sputum, Sie bemerken es kaum.	Viel Sputum. Grund ist zum Beispiel: • eine **akute** Atemwegsinfektion • Rauchen am Morgen • Untergang von Lungengewebe • Lungenödem • Mukoviszidose Die größte Menge des Sputums wird morgens abgehustet.
Welche Farbe? Sind Beimischungen dabei?	• glasig-hell • grau-schwarz durch Einatmen von Ruß und Staub • weiß durch Einatmen von Mehl	• Blut: – rötlich-schaumig bei **Lungenembolie** – rostfarben bei **Pneumonie** • Eiter und Bakterien: – gelb-grün bei **akuter** Bronchitis, Pneumonie – gelb, eitrig bei Lungenabszess, Bronchiektasen
Wie ist die **Konsistenz**?	Die Konsistenz ist abhängig vom Eiweißanteil, vom Flüssigkeitsanteil und der Menge an Luft. Sie kann von dünnflüssig bis fest beschrieben werden.	• schaumig • serös oder dünnflüssig • schleimig • glasig oder Fäden ziehend • zähflüssig oder zäh • klumpig • plättchenförmig oder münzförmig
Welcher Geruch?	Es riecht nicht.	Beschreibungen sind in Tab. 2.3

Umgang mit Sputum

Merkhilfe

Sputum ist immer **infektiös!**
Deshalb tragen Sie beim Umgang mit Sputum bitte immer:

- Handschuhe

Und wenn möglich und nötig:

- Mundschutz
- Kopfschutz
- Schutzkittel

Flächen mit Sputum müssen desinfiziert werden.

Damit das Sputum beobachtet und untersucht werden kann, muss der Patient es in ein Gefäß abhusten.
Sputum kann im Labor untersucht werden. Zum Beispiel auf Blut, Bakterien, Pilze und auf Tumorzellen. Der Sputumbecher mit Deckel wird täglich ausgewechselt.
Sie leiten den Patienten zum hygienischen Umgang mit Sputum an:

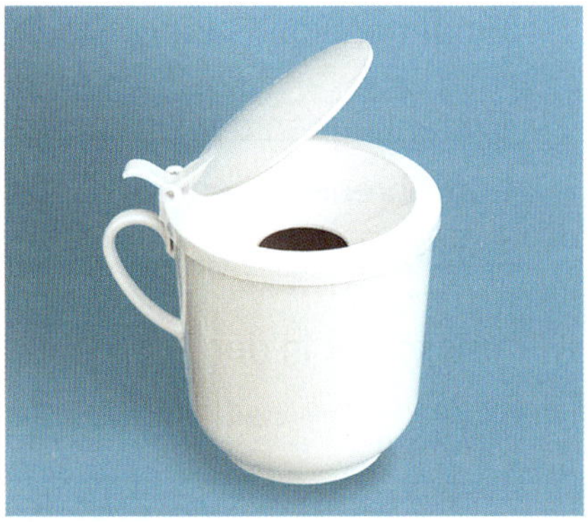

Abb. 2.7 Sputumbecher mit Deckel [K115]

- Andere Menschen nicht anhusten, sondern in ein Taschentuch abhusten.
- Hände mehrmals am Tag gründlich waschen.
- Taschentücher direkt in einen Abwurfbeutel entsorgen. Nicht ins Bett oder auf den Nachttisch legen.

Husten

Begriffserklärung

Das Fachwort für **Husten** ist: *Tussis*.
Husten ist **lebenswichtig**. Er ist ein Schutz für den Körper. **Sekrete** und Fremdkörper können durch die hohe Strömungsgeschwindigkeit aus den Atemwegen herausgeschleudert werden.

Husten kann durch den eigenen Willen ausgelöst werden. Oder er wird durch einen **Reflex** ausgelöst.
Nach einer kurzen Einatmung wird bei geschlossener Stimmritze heftig ausgeatmet und der Stimmritzenverschluss plötzlich aufgesprengt.
Räuspern ist ebenfalls ein Schutzreflex. Dadurch werden Sekrete im Bereich des Rachens und Kehlkopfs nach oben befördert. Sie werden dann geschluckt oder ausgespuckt.

Welche Reize lösen Husten aus?

- Reizung der Schleimhäute in den Atemwegen durch:
  - kalte Luft
  - Einatmen von Gasen, Staub, Rauch
  - Erkrankungen der Atemwege, zum Beispiel: Kehlkopfentzündung, Luftröhrenentzündung, Entzündung der Bronchien, Entzündung des Lungengewebes
- Fremdkörper in den Atemwegen wie zum Beispiel:
  - Sputum
  - aspirierte Nahrungsmittel, Erbrochenes, Fremdkörper
- psychische Erregung

Hustenarten

- Husten ohne Auswurf. Man nennt diesen trockenen Reizhusten auch: *unproduktiven Reizhusten*.

Er tritt häufig auf bei: Reizung der Atemwege durch Staub oder Rauch, Bronchialkarzinom oder Keuchhusten. Die Betroffenen erleben den Reizhusten oft sehr quälend.

- Husten mit Auswurf. Man nennt diesen feuchten Husten auch: *produktiven Husten.* Mit dem Husten wird auch Sputum abgehustet. Er tritt häufig auf bei: **akuter** und **chronischer** Bronchitis, Lungenabszess und Bronchiektasen.
- *Akuter Husten.* Oft ein Symptom bei Atemwegsinfektionen. Zum Beispiel bei einem grippalen Infekt oder akuter Bronchitis. Häufig sind zusätzlich Fieber, vermehrtes Sputum und allgemeines Krankheitsgefühl gleichzeitige Symptome. Wenn die Erkrankung verheilt, dann verschwindet auch der Husten.
- *Chronischer Husten.* Dauert der Husten länger als 8 Wochen an, dann spricht man von chronischem Husten. Er ist meistens ein Zeichen für eine chronische Atemwegserkrankung. Zum Beispiel für ein **Lungenemphysem** oder eine chronisch-obstruktive Bronchitis.
  Ein chronischer Husten kann aber auch hindeuten auf: eine Tuberkulose, ein Bronchialkarzinom oder eine Herzerkrankung.
- Kurzer, stoßender, schneller Husten. Man nennt diesen Husten auch: *stakkatoartigen Husten.* Nach tiefer, ziehender Einatmung folgen kurze, schnelle Hustenstöße. Dieser Husten tritt bei Keuchhusten und Kindern mit **Mukoviszidose** auf.
- *Bellender Husten.* Typisches Symptom bei: Entzündungen der Trachea, Pseudokrupp und Diphtherie.

Behandlung von Husten

Merkhilfe

Ein **produktiver Husten** darf nicht unterdrückt werden. Es kann sonst zum Stau von **Sekret** in den Atemwegen kommen, besonders in den Lungen.

Beim *produktiven Husten* wird die Grunderkrankung behandelt. Mit Hustenlösern wird die Bildung von Sekret in den Bronchien gesteigert. Der gebildete Schleim wird flüssig. Dadurch wird der Transport aus den Bronchien gefördert. Das Fachwort für Hustenlöser ist: *Expektoranzien.*
Der *unproduktive Husten* wird von Patienten oft sehr quälend erlebt. Vor allem in der Nacht.

Beim unproduktiven Husten werden Hustendämpfer oder Hustenstiller eingesetzt. Das Fachwort für Hustenstiller ist: **Antitussiva**.
Sie blockieren direkt am Hustenzentrum und in den Atemwegen den Hustenreflex. Damit lindern sie den Hustenreiz.

Praxistipp

Die meisten *Antitussiva* gehören zur Medikamentengruppe der Opiatabkömmlinge. Sie müssen deshalb vorsichtig eingesetzt werden.
Sinnvolle Ergänzungen sind: Brustwickel, Abklopfen, Erlernen einer geeigneten Hustentechnik und Anwendung von PEP-Geräten mit wechselndem Widerstandsdruck.
Pflanzliche Mittel können bei Husten ebenfalls sehr wirksam sein. Zum Beispiel: Spitzwegerich, Thymian, Eibischwurzel und Efeu in Tees oder Hustensäften.

Atemnot

Begriffserklärung

Atemnot ist das Gefühl, nicht genug Luft zu bekommen. Deshalb wird die Atmung gesteigert. Das Fachwort für den Luftmangel heißt: **Dyspnoe**.

Welche Gründe gibt es für Atemnot?

Eine **Atemnot** kann viele Ursachen haben.

- Die Ursache liegt in der Lunge. Das Fachwort für in der Lunge heißt: **pulmonal**.
  - Erhöhter Widerstand, gegen den geatmet werden muss. Zum Beispiel bei **Aspiration** eines Fremdkörpers, chronisch-obstruktiver Bronchitis.
  - Weniger Gasaustauschfläche. Zum Beispiel bei **Pneumonie**.
  - Lungen dehnen sich zu wenig. Zum Beispiel bei Lungenfibrose, Skoliose, Pleuraerguss.
  - Verminderte Durchblutung der Alveolen. Zum Beispiel bei **Lungenembolie**, pulmonaler Hypertonie.

- Die Ursache liegt im Herzen. Das Fachwort für im Herzen heißt: *kardial*.
  - akute dekompensierte Herzinsuffizienz
  - Herzinfarkt
  - Herzrhythmusstörungen
  - Perikarditis, Perikarderguss
- Die Ursache liegt außerhalb des Brustkorbs. Das Fachwort für außerhalb des Brustkorbs heißt: **extra-thorakal**.
  - Anämie
  - Übergewicht
  - Vergrößerung der Schilddrüse
  - neuromuskuläre Erkrankungen, zum Beispiel **a**myotrophe **L**ateral**s**klerose (ALS)
  - psychische Faktoren, zum Beispiel Depression, Angst, starke Schmerzen
  - physiologisch bei körperlicher Anstrengung

Schweregrade der Atemnot

Es gibt verschiedene Dokumente, um die Schweregrade einer **Dyspnoe** einzuteilen. Zum Beispiel gibt es die **Borg-Skala.** Hier schätzt der Patient sich selbst ein. Die Einschätzung reicht von „keine Atemnot" (0 Punkte) über „mittelmäßige Atemnot" (3 Punkte) und „sehr schwere Atemnot" (7 Punkte) bis zur „maximalen Atemnot" (10 Punkte).
Die **ATS-Skala** ist ebenfalls ein Dokument zur Einschätzung der Atemnot. Sie wird in Grad 0–4 unterteilt.

Tab. 2.5 Einschätzung der Atemnot

Grad	Symptome
0	Keine Atemnot. Nur bei starker körperlicher Anstrengung.
1	Leichte Atemnot. Atemnot bei raschem Gehen oder leichtem Hochlaufen.
2	Mäßige Atemnot. Atemnot beim Gehen in der Ebene. Pausen zum Atemholen.
3	Schwere Atemnot. Pausen beim Gehen schon nach einigen Minuten notwendig.
4	Sehr schwere Atemnot. Zu kurzatmig, um das Haus zu verlassen. Atemnot schon beim Reden oder Ankleiden.

Weitere Fachwörter:
Atemnot, die sich unter körperlicher Belastung zeigt: *Belastungsdyspnoe.*
Atemnot in Ruhe: *Ruhedyspnoe.*
Schwerste Atemnot, bei der der Patient nur noch aufrecht sitzen kann. Und er kann nur noch mithilfe der Atemhilfsmuskulatur atmen: **Orthopnoe**.

Weitere Symptome bei Atemnot

Weitere Symptome bei Atemnot sind:

- auffällige Atemgeräusche
- Tachypnoe oder **Bradypnoe**
- zu schneller Pulsschlag, zu hoher oder niedriger Blutdruck
- Husten und Auswurf
- Schwitzen
- blasse oder blaue Haut
- Schmerzen im Brustraum oder Bauch
- Unruhe, die mit viel Bewegung einhergeht
- sichtbarer Einsatz der Atemhilfsmuskulatur
- Nasenflügelatmung
- Beklemmungsgefühl, Angst bis Todesangst

Pflegerische Maßnahmen bei Atemnot

Akute Atemnot ist oft lebensbedrohlich. Eine **chronische** Atemnot schränkt den Betroffenen in allen Lebensaktivitäten ein.
Eine Dyspnoe muss immer ernst genommen werden. Sie muss sofort behandelt werden.

Erstmaßnahmen bei Atemnot

- Zusätzliche Hilfe rufen.
- Den Patienten nicht allein lassen.
- Den Patienten beruhigen. Ihm ein Gefühl von Sicherheit vermitteln.
- Mitpatienten und Besucher aus dem Zimmer bitten.

- Enge Kleidung öffnen. Fenster öffnen.
- Den Patienten in eine Position bringen, in der er die Atemhilfsmuskulatur besser einsetzen kann.
- Den Patienten zu einer sparsamen Atmung anleiten.
- Notfallmedikamente oder Bedarfsmedikamente nach Arztanordnung verabreichen.
- Sauerstoffgabe nach Arztanordnung.
- Eventuell Bronchialsekret absaugen.
- Bewusstsein, Blutdruck, Puls und Atmung regelmäßig kontrollieren.
- Eventuell Verlegung auf die Intensivstation vorbereiten. Oder Notarzt rufen.
- Schulung von Patienten, die **chronische** Atemwegserkrankungen haben.

Praxistipp

Patienten mit einer **chronischen** Atemwegserkrankung haben oft Atemnot. Zum Beispiel bei **Asthma**.
Pflegefachpersonen sollten Patienten zum Thema Atemnot anleiten können. Die Patienten müssen wissen, was eine Atemnot bei ihnen auslöst. Und wie eine Atemnot vermieden werden kann.
Pflegefachpersonen empfehlen diesen Patienten die Teilnahme an einer speziellen **Schulung**.

Merkhilfe

Vorsicht bei Atemwegserkrankungen ist geboten: bei kranken und alten Menschen, bei Kindern und Erwachsenen mit einer vorbestehenden Atemwegserkrankung, bei Frühgeborenen und Säuglingen. Diese Gruppen haben ein hohes Risiko für Komplikationen. Besonders gefährlich ist die **Lungenentzündung**. Das Fachwort ist: **Pneumonie**.

Einschätzung der individuellen Atemsituation

Jeder Patient bringt eine eigene Vorgeschichte mit. Die Vorgeschichte ist abhängig von verschiedenen Einflüssen. Somit ist jeder Patient anders. Man muss auf seine Bedürfnisse eingehen. Das Fachwort dafür ist: *individuell.*
Das Aufschreiben der Einflüsse nennt man: *Anamnese.* Die Einschätzung der individuellen Atemsituation gehört zur Anamnese. Damit kann eine Gefährdung erkannt werden. Sie kann dann in die Planung der Pflege mit einbezogen werden. Die Einschätzung erfolgt durch diese vier **Beobachtungen**:

- Beobachtung der Atmung
- Beobachtung des **Hustens**
- Beobachtung des Sputums
- individuelle Risikofaktoren

Die Pflegefachperson muss bei der Planung der Maßnahmen immer die individuelle Pneumoniegefährdung erheben.
Es gibt je nach Einrichtung verschiedene Dokumente, mit denen die Beobachtungen erfasst werden können. Zum Beispiel gibt es die **Bienstein-Skala.**

Tab. 2.6 Atemerfassungs-Skala nach Bienstein [T352]

		Punkte
Bereitschaft zur Mitarbeit	**0** kontinuierliche Mitarbeit **1** Mitarbeit nach Aufforderung **2** Mitarbeit nur nach Aufforderung **3** keine Mitarbeit	
Vorliegend akute Atemwegserkrankung	**0** keine **1** leichter Infekt (Nase/Rachen) **2** Bronchialinfekt **3** Lungenerkrankung	
Frühere Lungenerkrankung	**0** keine **1** leichte „grippale“ Infekte **2** schwere Verläufe **3** mit bleibender Einschränkung der Atmung	
Immunschwäche	**0** keine **1** leichte (örtliche Infektion) **2** erhöhte **3** völlige	

Tab. 2.6 Atemerfassungs-Skala nach Bienstein [T352] (Fortsetzung)

		Punkte
Raucher/ Passivraucher	**0** Nichtraucher/Passivraucher geringfügig **1** sechs leichte Zigaretten pro Tag/ Passivraucher regelmäßig **2** acht starke Zigaretten pro Tag/ Passivraucher regelmäßig **3** mehr als acht starke Zigaretten pro Tag/ Passivraucher ständig	
Schmerzen	**0** keine **1** leichte (Dauer-)Schmerzen **2** mäßige Schmerzen, stimmungsbeeinflussend **3** wie 2, jedoch: stark	
Schluckstörungen	**0** keine **1** bei flüssiger Nahrung **2** bei breiiger Nahrung **3** komplette Schluckstörung	
Manipulative oro-tracheale Maßnahmen	**0** keine **1** Nasenpflege und Mundpflege **2** oro-nasale Absaugung **3** oro-nasale und endotracheale Absaugung	
Einschränkungen der Mobilität	**0** keine **1** Gehhilfen **2** hauptsächlich Bettruhe **3** völlige Immobilität	
Berufstätigkeit	**0** nicht lungengefährdend **1** Arbeit weniger als 1 Jahr in lungengefährdendem Beruf **2** 2–10 Jahre in lungengefährdendem Beruf **3** mehr als 10 Jahre in lungengefährdendem Beruf	
Intubationsnarkose/ Beatmung	**0** keine in den letzten 3 Wochen **1** kurze (weniger als 2 Stunden) **2** längere (mehr als 2 Stunden) **3** lange (mehr als 12 Stunden)	

Tab. 2.6 Atemerfassungs-Skala nach Bienstein [T352] (Fortsetzung)

		Punkte		
Bewusstseinslage	**0** ohne Einschränkung **1** leichte Einschränkung (reagiert angemessen auf Ansprache) **2** reagiert (jedoch unangemessen) **3** keine Reaktion auf Ansprache			
Atemanstrengung Zwerchfellatmung und Thoraxatmung	**0** ohne Anstrengung **1** mit Anstrengung **2** mit großer Hilfestellung **3** keine Zwerchfellatmung und Thoraxatmung möglich			
Atemfrequenz	**0** 14–20 Atemzüge in der Minute **1** Atmung unregelmäßig **2** Atmung bradypnoeisch oder tachypnoeisch **3** Atmung sehr unregelmäßig			
Medikamente mit atemdepressiver Wirkung	**0** keine **1** unregelmäßige Einnahme, geringe Atemdepression **2** regelmäßige Einnahme, mäßige Atemdepression **3** regelmäßige Einnahme (Opiate, Barbiturate)			
Datum/Hz. ______________	Summe		–	–
Datum/Hz. ______________	Summe	–		–
Datum/Hz. ______________	Summe	–	–	

Corona (COVID-19)

Das Corona-Virus wird meistens durch Tröpfchen übertragen. Manchmal wird das Virus auch über Dämpfe in der Luft übertragen. Diese Dämpfe nennt man **Aerosole**. Die wichtigste Maßnahme zur Vorbeugung einer Infektion oder eines schweres Verlaufs mit dem Coronavirus ist die Impfung.

Merkhilfe

Spezielle Hygiene-Regeln, um sich vor dem Corona-Virus zu schützen

Sie möchten sich nicht mit dem Corona-Virus anstecken.
Das können Sie tun:

- **A**bstand: mindestens 1,5 Meter zu anderen Personen
- **H**ygiene beachten:
  - Husten und Niesen in die Armbeuge oder in ein Taschentuch
  - regelmäßiges Waschen und Desinfizieren der Hände
- Maske tragen (Mund-Nasen-Bedeckung)
- **L**üften

Außerdem hilft regelmäßiges Testen. Die Ausbreitung des Virus kann durch eine hohe Impfquote in der Bevölkerung verhindert werden.

Weitere Maßnahmen, um sich vor dem Virus zu schützen:

- Wenn Sie Menschen begrüßen, verzichten Sie auf:
  Hände schütteln, umarmen, küssen.
- Benutzen Sie jedes Taschentuch nur ein Mal.
  Werfen Sie Taschentücher in einen geschlossenen Mülleimer.
- Berühren Sie nicht Ihr Gesicht.
- Halten Sie sich fern von großen Gruppen oder Menschenansammlungen.
- Treffen Sie sich nicht mit Menschen, die das Virus haben.
- Wenn Sie sich krank fühlen, machen Sie einen Corona-Test und bleiben Sie zu Hause.

In medizinischen Einrichtungen gelten folgende Regeln:

- Hygieneregeln einhalten:
  - Händehygiene
  - Tragen eines Mund-Nasen-Schutzes
- Besuchsregelung beachten

Spezielle Hygienerichtlinien bei Isolierung von Patienten mit Coronavirus beachten:

- Einzelunterbringung im Isolierzimmer mit eigener Toilette
- Tragen der persönlichen Schutzkleidung (PSA)
  - Haube
  - Schutzbrille
  - dicht anliegender Mundnasenschutz oder Atemschutzmaske
  - Schutzkittel oder Schutzanzug
  - Einweghandschuhe
- Ausziehen der Schutzkleidung nach Patientenkontakt und Hände desinfizieren

3 Pneumonie

3.1 Was ist eine Pneumonie?

Begriffserklärung

Der umgangssprachliche Begriff für **Pneumonie** ist: **Lungenentzündung**.
Es handelt sich dabei um eine Entzündung der Lungenbläschen und des Bindegewebes der Lunge. Manchmal ist auch nur das Bindegewebe der Lunge betroffen.
Wenn die Lungenbläschen betroffen sind, dann spricht man von einer *alveolären Pneumonie*. Wenn das Bindegewebe der Lunge betroffen ist, dann spricht man von einer *interstitiellen Pneumonie.*

Wichtige Informationen

Häufigkeit:
Es ist nicht genau bekannt, wie viele Menschen an einer Lungenentzündung erkranken.

Sterblichkeitsrate:
Lungenentzündungen gehören in Deutschland zu den 10 häufigsten Todesursachen.
Keine andere Infektionskrankheit führt so oft zum Tod wie Lungenentzündungen.
Die Sterblichkeitsrate unterscheidet sich danach, wo die Patientin oder der Patient die Infektion bekommen hat.
Bei einer **Infektion im häuslichen Umfeld** ist die Sterblichkeitsrate bei erwachsenen Menschen ohne Vorerkrankungen **kleiner als 1 Prozent.**
Man spricht hier von einer ***a****mbulant* ***e****rworbenen* ***P****neumonie*. Die Abkürzung ist: *AEP.*
Das englische Fachwort ist: ***c****ommunity-****a****quired* ***p****neumonia.* Die Abkürzung ist *CAP.*
Wenn man in einer **medizinischen Einrichtung** (zum Beispiel in einem Krankenhaus) eine Pneumonie bekommt, dann kann die Sterblichkeitsrate **bis 70 Prozent** sein. Das bedeutet: Von 100 Personen, die in einem Krankenhaus eine Lungenentzündung bekommen haben, sterben bis zu 70 Personen.

Man spricht dann von einer *nosokomialen Pneumonie.*
Das englische Fachwort ist: ***h**ospital-**a**quired **p**neumonia.* Die Abkürzung ist *HAP.*

Risikogruppen:
Zu den Risikogruppen gehören: Säuglinge, alte Menschen und Menschen mit einer Vorerkrankung.

Abgrenzung:
Oft benutzt man den Begriff Pneumonie nur bei Lungenentzündungen, bei denen eine Infektion die Ursache ist.
Das Fachwort für Lungenentzündungen, die durch giftige oder allergieauslösende Stoffe entstanden sind, ist *Alveolitis.*
Das Fachwort für Lungenentzündungen, die durch Verletzungen oder durch Reizungen entstanden sind, ist *Pneumonitis.*

3.2 Welche Ursachen hat eine Pneumonie?

Die Erreger für eine Pneumonie gelangen meistens über die Atemwege in die Lunge. Sie werden aus der Umwelt über eine Tröpfcheninfektion aufgenommen. Über den Nasen-Rachen-Raum gelangen sie in die Lunge.
In seltenen Fällen ist auch eine Infektion über das Blut möglich.

Welche verschiedenen Formen von Pneumonie gibt es?

Lungenentzündungen teilt man nach verschiedenen Merkmalen ein:

- **Akute Pneumonie.**
- **Primäre Pneumonie:**
  Der Patient war vorher gesund.
- **Infektiöse Pneumonie:**
  Die Ursache für die Lungenentzündung waren Bakterien, Pilze oder Viren.
- **Lobär-Pneumonie:**
  Ein ganzer Lungen-Lappen ist befallen.
- **Nosokomiale Pneumonie oder HAP:**
  Der Patient hat die Pneumonie bei einem Aufenthalt in einem Krankenhaus bekommen.
  HAP ist die Abkürzung für das englische Fachwort: ***h**ospital-**a**cquired **p**neumonia.*

- **Chronische Pneumonie:**
  Der Patient leidet dauerhaft an einer Lungenentzündung.
- **Sekundäre Pneumonie:**
  Der Patient hatte vorher schon eine andere Krankheit.
- **Nicht-infektiöse Pneumonie:**
  Die Ursache für die Lungenentzündung ist ein Reiz von außen. Zum Beispiel durch Einatmen von giftigen Stoffen.
- **Broncho-Pneumonie:**
  Die Lungenentzündung befindet sich rund um die Bronchien.
- **Ambulant erworbene Pneumonie (AEP):**
  Der Patient hat sich zu Hause infiziert.

3.3 Wie entwickelt sich eine Pneumonie?

Die Erreger überwinden die natürlichen Abwehrbarrieren und dringen direkt in das Lungengewebe ein. Dort lösen sie dann eine Entzündung aus. Die Entzündung bewirkt, dass sich Zellen und Flüssigkeit im Lungengewebe ansammeln. Sie behindern dort die eigentliche Aufgabe der Lunge: den Austausch von Sauerstoff und Kohlenstoffdioxid.
Welche Erreger kommen wie oft vor? Das hängt ab vom Alter der Patienten und von möglichen Vorerkrankungen.

Merkhilfe

Nosokomiale Pneumonie
Das bedeutet: Der Patient hat die Lungenentzündung bei einem Aufenthalt in einer medizinischen Einrichtung bekommen.
Es ist die häufigste Krankenhausinfektion in Deutschland.
Die Behandlung ist oft schwierig. Denn viele Patienten hatten schon vorher eine schwere Erkrankung. Außerdem sind die Erreger im Krankenhaus häufig gefährlicher, weil sie gegen viele Antibiotika immun sind. Man nennt sie **multiresistente Keime.**

3.4 Wie erkennt man eine Pneumonie?

Klinische Zeichen

Unter klinischen Zeichen versteht man die Symptome und Beschwerden, die man direkt bei einem Patienten erkennen kann.
Der **typische Krankheitsverlauf** ist:

- Der Patient bekommt plötzlich:
  - hohes Fieber
  - Atemnot (**Dyspnoe**)
  - **Husten**
- sein Puls ist beschleunigt (Tachykardie)
- Beim Husten kann der Auswurf (Sputum) eitrig oder blutig sein.

Aber es gibt auch **atypische Pneumonien**. Sie haben einen anderen Krankheitsverlauf.
Eine atypische Pneumonie beginnt langsam. Sie hat Ähnlichkeit mit einer Grippe. Das Fieber ist nicht sehr hoch. Der Husten ist trocken ohne Auswurf.
Achtung:
Säuglinge haben oft keine typischen Symptome. Bei ihnen zeigt sich eine Pneumonie oft nur durch Folgendes: Sie wollen keine Nahrung zu sich nehmen. Sie erbrechen sich. Oder sie sind teilnahmslos.
Bei **Kleinkindern** kann es sein, dass sie über Bauchschmerzen klagen. Vor allem, wenn die Pneumonie am unteren Rand der Lunge liegt (Unterlappen-Pneumonie).
Alte Menschen haben häufig einen atypischen Verlauf. Sie haben oft nur wenig oder gar kein Fieber. Sie haben keinen Appetit und trinken zu wenig. Dadurch trocknet der Körper aus und die Patienten sind häufig verwirrt.

Diagnostik

Diagnostik ist das Fachwort für alle Methoden und Maßnahmen, die man anwendet, um eine Krankheit sicher zu erkennen.
Bei einer Pneumonie werden folgende Methoden und Maßnahmen angewandt:

- **Abhören mit einem Stethoskop** (**Auskultation**):
  Im Bereich der Pneumonie kann man oft klingende **Rasselgeräusche** und veränderte Atemgeräusche hören.

- **Abklopfen mit den Händen und Fingern:**
  Wenn sich Flüssigkeit in der Lunge angesammelt hat, dann kann man beim Abklopfen einen gedämpften Klopfschall feststellen. Der Ton ist hell, leise und kurz. Es hört sich an, wie wenn man auf den Oberschenkel klopft. Manchmal kann es sich aber auch ganz normal anhören.

- **Röntgen-Untersuchung vom Brustkorb***:*
  Wenn der Verdacht auf eine Pneumonie besteht, dann sollte immer eine Röntgenuntersuchung gemacht werden. Auf dem Röntgenbild sieht man die Entzündung als fleckige Verschattung. Diese kann wie ein Netz aussehen. Oder sie kann als ganze Fläche erkennbar sein. Die Verschattung sieht auf dem Röntgenbild hell aus.

- **Blutuntersuchungen:**
  Als nächstes untersucht man das Blut. Hier sind folgende Werte besonders wichtig: die Werte für die Blutsenkung (BSG), die Entzündungswerte (CRP) und das Blutbild.

- **Pulsoxymetrie:**
  Manchmal sind noch zusätzliche Untersuchungsmethoden nötig. Bei der **Pulsoxymetrie** misst man den Sauerstoffgehalt im Blut.

- **Erregernachweis:**
  Oft muss man für die Behandlung wissen, welcher Erreger die Infektion verursacht hat. Mit einem Erregernachweis kann man herausfinden, ob Bakterien, Viren oder Pilze die Pneumonie ausgelöst haben.

  Das ist vor allem wichtig bei Infektionen in einer medizinischen Einrichtung.

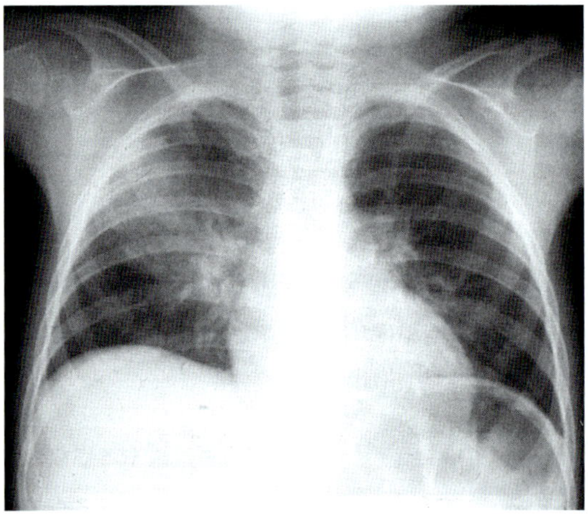

Abb. 3.1 Röntgenbild Pneumonie [T408]

3

Merkhilfe

Legionellen-Pneumonie (Legionärskrankheit)
Die Legionellen-Pneumonie ist eine besondere Art der Lungenentzündung. Für diese Krankheit sind Bakterien verantwortlich. In der Umgangssprache sagt man zu dieser Pneumonie: Legionärskrankheit.
Die Bakterien heißen Legionellen. Sie leben oft in Wasserrohren, in denen warmes Wasser über eine längere Zeit steht. Zum Beispiel in Duschen, die längere Zeit nicht benutzt werden.
Gesunde Menschen werden nur selten krank. Oder sie haben nur Symptome wie bei einer Grippe.
An einer Legionellen-Pneumonie erkranken meistens: alte Menschen oder Menschen, die wenige Abwehrkräfte haben. Zu den Symptomen kommen oft noch Magen-Darm-Beschwerden dazu.

3.5 Welche Komplikationen können auftreten?

Bei einer Lungenentzündung können viele Komplikationen auftreten:

- Die **Pleura** kann mitbeteiligt sein. Man spricht dann von einer *Pleura-Pneumonie.* Bei der Pleura-Pneumonie gibt es 2 Formen:
  - Wenn sich Flüssigkeit zwischen der Pleura und den Rippen ansammelt, dann spricht man von einem *Pleuraerguss.*
  - Wenn sich Eiter innerhalb der Pleura ansammelt, dann spricht man von einem *Pleuraempyem.* Das Fachwort für Eiter heißt: *Empyem.*
- Die Krankheitserreger können sich stark vermehren und in den Blutkreislauf gelangen.
  Dann kann es zur **Sepsis** kommen. Das Fachwort für **Blutvergiftung** heißt: *Sepsis.*
- Es können sich Abszesse bilden.
- Manche Krankheiten, die die Patienten schon vor der Lungenentzündung hatten, können sich verschlechtern. Zum Beispiel Lungenerkraknungen oder Herzerkrankungen.
- Es kann zu Herzversagen, Kreislaufversagen oder zu Nierenversagen kommen.
- Es kann zu einem akuten Lungenversagen kommen (**ARDS**).

Notfall

ARDS = **akutes Lungenversagen**.
Das englische Fachwort lautet: ***a****cute* ***r****espiratory* ***d****istress* ***s****yndrome*.
Von einem ARDS spricht man

- wenn Personen vor der Lungenentzündung keine Probleme mit der Lunge hatten.
- wenn die Lunge ihre eigentlichen Aufgaben nicht mehr erfüllt (**respiratorische Insuffizienz**).
- wenn das Lungenversagen die Folge von einer direkten oder indirekten Lungenschädigung ist. Zum Beispiel: von einer Lungenentzündung, nach dem Einatmen von Reizgas, als Folge von einer Sepsis oder durch verschiedene Verletzungen.

Wie erkennt man ARDS?

- Es besteht eine **Hypoxämie**. Das bedeutet: Der Sauerstoffgehalt im Blut ist zu niedrig.
- In beiden Seiten der Lunge sind Entzündungsherde feststellbar.
- Die Erkrankung ist innerhalb einer Woche entstanden.
- Es besteht kein Lungenödem, das durch eine Herzerkrankung verursacht wurde.

3.6 Wie behandelt man eine Pneumonie?

Risikofaktoren bei einer Pneumonie gibt es

- wenn die Personen über 65 Jahre alt sind.
- wenn das Bewusstsein durch die Pneumonie schon eingeschränkt ist.
- wenn die Personen weniger als 30 Atemzüge pro Minute machen.
- wenn der Blutdruck niedriger ist als 90 zu 60 mm/Hg.

Ambulante Behandlung

Wenn die Infektion im häuslichen Umfeld erfolgt ist, dann kann die Behandlung zuerst einmal ambulant durchgeführt werden.

Stationäre Behandlung

Wenn bei einem Patienten mehr als 1 Risikofaktor besteht, dann muss die Pneumonie in einem Krankenhaus behandelt werden. Oder wenn bei einer ambulanten Behandlung der Zustand des Patienten sich verschlechtert. Säuglinge, die jünger sind als 6 Monate, werden immer stationär behandelt.

Welche Medikamente setzt man ein?

Bei bakteriellen Pneumonien:
Am häufigsten tritt eine Pneumonie auf, die durch Bakterien ausgelöst wurde.
In diesem Fall gibt man kalkuliert Antibiotika. Das bedeutet: Man kann nicht abwarten, bis der Erreger für die Pneumonie im Labor bestimmt worden ist. Man muss sofort ein Antibiotikum einsetzen. Dabei schätzt man vorher ab, welcher Erreger es sein könnte. Daraufhin überlegt man, welches Medikament dann am besten geeignet wäre.
Folgende Medikamente werden bei bakteriellen Pneumonien oft eingesetzt:

- **Aminopenicilline** wie zum Beispiel Amoxicillin.
- **Makrolide** wie zum Beispiel Erythromycin, Azithromycin.
- **Cefalosporine** wie zum Beispiel Cefalor.
- **Fluorchinolone** wie zum Beispiel Levofloaxin.

Pneumonien, die durch **Pilze** ausgelöst wurden:
Solche Pneumonien behandelt man mit **Antimykotika.**

Pneumonien, die durch **Viren** ausgelöst wurden:
Bei diesen Pneumonien wird meistens nur eine symptomatische Therapie durchgeführt.
Dabei behandelt man nur die Anzeichen dieser Krankheit. Man beseitigt aber nicht die Krankheitsursachen.

Praxistipp

Achtung:
Nach 2 bis 3 Tagen muss man beurteilen, ob die Behandlung erfolgreich ist oder nicht.
Wenn es nur wenig Besserung gibt, dann könnte auch eine andere Ursache vorliegen. Zum Beispiel könnte ein Fremdkörper die Pneumonie ausgelöst haben. Oder eine bösartige Geschwulst war der Auslöser.

Atemtherapie

Patienten mit einer Pneumonie brauchen immer Atemtherapien. Mit verschiedenen Maßnahmen kann man unterschiedliche Ziele erreichen:

- **Die Atmung unterstützen.**
  Durch einfache Atemübungen kann man die Atmung unterstützen. Diese Atemübungen kann man **mit oder ohne** Atemtherapiegeräte durchführen.
  Bestimmte Positionen im Bett können die Atmung bei Patienten unterstützen.
  Zum Beispiel: Wenn die Patienten nicht flach liegen müssen, sondern mit hochgelagertem Oberkörper liegen. Oder durch eine Dehnlagerung. Durch sie wird der Oberkörper gedehnt. Bei der **V-A-T-I**-Lagerung will man erreichen, dass bestimmte Bereiche der Lunge bessert belüftet werden.
- **Zähes Sekret in der Lunge verflüssigen.**
  Die Patienten können zähes Sekret sehr schlecht abhusten. Damit es flüssiger wird, gibt man den Patienten ausreichend Flüssigkeit. Auch durch **Inhalationen** wird das Sekret flüssiger. Es können auch schleimlösende Mittel (Expektoranzien) gegeben werden.
- **Sekret in der Lunge lockern.**
  Das Sekret in der Lunge löst sich zum Beispiel, wenn man den Oberkörper abklopft. Hilfreich ist auch eine **Vibrationsmassage**. Man kann auch VRP-Atemtrainer einsetzen.
- **Sekret aus der Lunge befördern.**
  Die Patienten bekommen eine Anleitung, wie sie das Sekret am besten abhusten können. Als Unterstützung lagert man die Patienten regelmäßig um.
  Wenn ein Patient das Sekret nicht selbst abhusten kann, dann ist es manchmal nötig, dass das Sekret mit einem Absauggerät abgesaugt wird. Das Fachwort für tiefes Absaugen mit dem Absauggerät ist: endotracheale Absaugung.

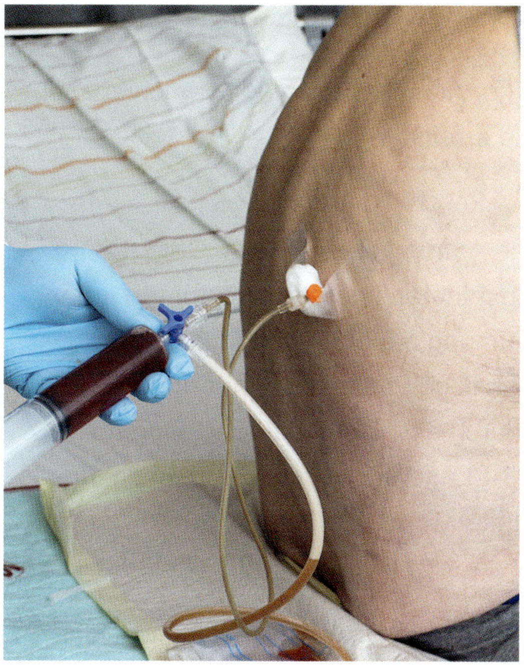

Abb. 3.2 Punktion der Pleura [K115]

Behandlung von Komplikationen

Wenn es Komplikationen gibt, dann müssen sie zusätzlich behandelt werden. Zum Beispiel kann man Sauerstoff geben, wenn sich die Atmung verschlechtert.
Bei einem großen Pleuraerguss kann eine Punktion der **Pleura** notwendig werden.

Zusätzliche Betreuung durch Pflegefachpersonen

Die Pflegefachperson **beobachtet die Patienten** genau. Sie achtet dabei besonders

- auf die Atmung
- auf das Sputum (Auswurf)
- auf den Husten und das Abhusten
- auf den Blutdruck
- auf den Puls
- auf die Temperatur
- auf den Allgemeinzustand

- auf den Appetit und ob die Patienten genug essen
- vor allem darauf, dass die Patienten genug trinken

Oft bekommen die Patienten Fieber. Dann muss man dafür sorgen, dass das Fieber wieder sinkt.
Manche Patienten brauchen in verschiedenen Situationen Unterstützung durch Pflegefachpersonen. Zum Beispiel, wenn sie sich bewegen wollen. Oder bei der Körperpflege.
So lange Patienten Fieber haben oder ihr Kreislauf nicht stabil ist, führt man Bewegungsübungen im Bett durch.
Wenn es den Patienten besser geht, kann man mit der Mobilisation beginnen. Wichtig ist, dass man dabei langsam und schrittweise vorgeht.

3.7 Vorbeugung einer Pneumonie

Gegen ein paar Erreger gibt es Impfungen. Zum Beispiel:

- Impfung gegen den Erreger Haemophilius influenzae Typ B:
  - für Säuglinge und Kleinkinder
  - für Personen, die besonders gefährdet sind
- Impfung gegen Pneumokokken:
  - für Säuglinge und Kleinkinder
  - für Personen, die besonders gefährdet sind
  - für Personen, die über 60 Jahre alt sind
- Impfung gegen Masern:
  - für Kleinkinder
- Impfung gegen **Grippe.** Diese Impfung sollte jedes Jahr gemacht werden.
  - für Schwangere ab dem 4. Monat
  - für Personen, die über 60 Jahre alt sind
  - für Personen, die besonders gefährdet sind

3.8 Beratung

Pneumonieprophylaxe

Bestimmte Patientengruppen haben ein erhöhtes Risiko dafür, dass sie sich mit einer Pneumonie anstecken. Das sind zum Beispiel:

- Alte Menschen.
- **Chronisch** kranke Menschen.
- Menschen, die schon eine Atemwegserkrankung haben.
- Raucher.
- Menschen, die bettlägerig sind.
- Menschen, die sich nur schlecht bewegen können.
- Menschen mit einer Immunschwäche.
- Menschen mit einem **Tracheostoma**. Das ist ein künstlicher Zugang zur Luftröhre, durch den die Person atmen kann.

Die Pflegefachpersonen setzen bei diesen Personengruppen vorbeugende Maßnahmen ein. Vor allem in der ambulanten Pflege leiten die Pflegefachpersonen die Patienten und die Angehörigen zu vorbeugenden Maßnahmen an. Sie betonen, dass man die Maßnahmen regelmäßig und konsequent durchführen muss.

4 Unterstützung und Förderung der Atmung

4.1 Gute Raumluft

Die Luft in Patientenzimmern ist oft schlecht. Sie ist verbraucht und riecht schlecht. Vor allem im Winter ist die Luft häufig zu trocken. In trockener Luft können infektiöse Aerosole stundenlang infektiös bleiben. Zum Beispiel Aerosole mit Grippeerregern. Sie gelangen durch Sprechen, **Husten** und Niesen in die Luft.
Angenehm und gesund ist die Raumluft bei 19–21 °C. Eine relative Luftfeuchtigkeit von etwa 50 % sollte vorhanden sein. Im Bad darf es mit 21–23 °C etwas wärmer sein. Im Schlafbereich und während der Nacht sorgt eine Temperatur von 18 °C für einen angenehmen Schlaf. Temperatur und Luftfeuchtigkeit lassen sich mit einem Gerät messen. Man nennt es *Hygrometer.*

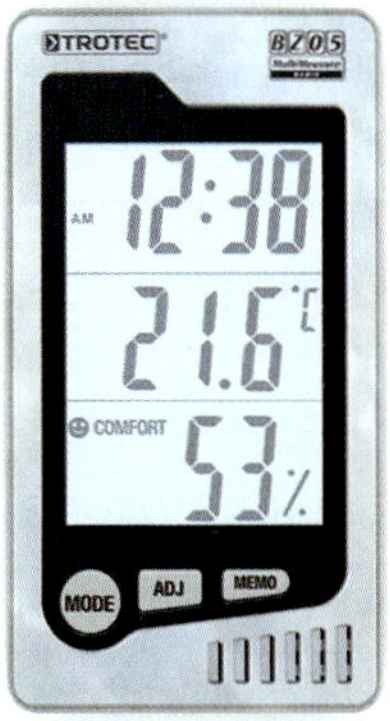

Abb. 4.1 Hygrometer. Ein Hygrometer gibt Auskunft über die Raumtemperatur und die Luftfeuchtigkeit. Hier sind es 53 %.
[V604]

Wie können Sie für gute Raumluft sorgen?

- 2-mal bis 4-mal täglich die Patientenzimmer, Flure und weitere Räume lüften.
- Nach dem Kochen, Baden oder Putzen lüften.
- Kurzes Querlüften oder Stoßlüften spart Energie. Durch das Querlüften wird schnell ein kompletter Luftaustausch hergestellt.
- Luftbefeuchter sind nicht notwendig. Regelmäßiges Lüften sorgt für eine gesunde Luftfeuchtigkeit.

- Kein Rauchen in geschlossenen Räumen!

Praxistipp

Schützen Sie Patienten vor Zugluft. Vor allem Säuglinge und Kleinkinder.

4.2 Mobilisation und Bewegung

Bei chronischen Atemwegserkrankungen fördert Bewegung die Ausdauer. Bewegung steigert auch die körperliche Belastbarkeit.
Das liegt daran, dass bei jeder Art von Bewegung die Muskeln mehr Sauerstoff brauchen. Dadurch fällt mehr **Kohlendioxid** an. Der Körper versucht, den erhöhten Sauerstoffbedarf zu decken. Deshalb verstärkt er die Atmung. Gleichzeitig wird das vermehrt anfallende Kohlendioxid abgeatmet.
Aktive und passive Bewegungen und Laufen mehrmals am Tag sind somit auch eine Maßnahme zur Förderung der Atmung und zur **Pneumonieprophylaxe**.

Was muss die Pflege bei der Mobilisation beachten?

Es ist wichtig, dass die Pflegefachperson immer den allgemeinen Zustand und die Atemsituation des Patienten beobachtet.

Praxistipp

Bewegung sollte unterlassen werden, wenn ein Patient in Ruhe unter Atemnot leidet *(Ruhedyspnoe)*. Das Fachwort dafür, dass etwas gegen eine Maßnahme spricht, heißt: **Kontraindikation.**
Zuerst muss die Ursache für die Atemnot behandelt werden. Dann kann die Atemsituation verbessert werden.

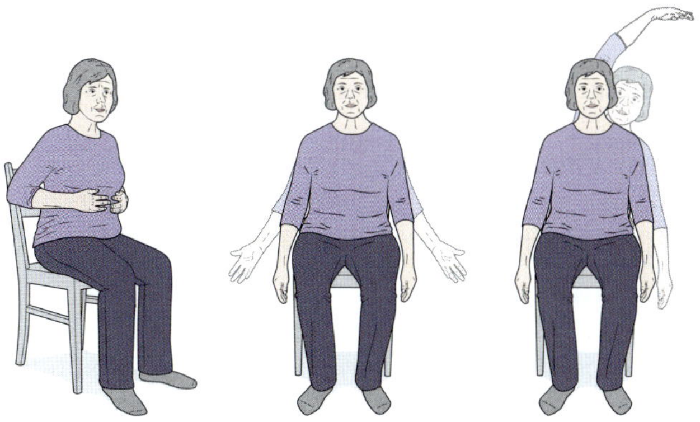

Abb. 4.2 Beispiele für aktive Bewegungsübungen zur Förderung der Atmung und zur Pneumonieprophylaxe. Die Bewegungübungen können auch passiv durch die Pflegefachperson ausgeführt werden. Und zwar sowohl im Bett als auch im Stuhl sitzend oder im Stehen. [L264]

4.3 Atemtherapie

Atemtherapie gehört zu den Aufgaben der Pflege. Unterstützt wird die Pflege dabei durch die Physiotherapie. In der Regel kann der Physiotherapeut aber nur einmal täglich kommen. In der ambulanten Pflege oder im Altenheim kommt er häufig nur zweimal in der Woche oder gar nicht. Das reicht nicht aus für eine wirksame Atemtherapie und **Pneumonieprophylaxe.**
Im Pflegealltag bieten sich viele Möglichkeiten für atemtherapeutische Maßnahmen.

Ziele der Atemtherapie

Atemtherapie hat viele Ziele:

- Bewusstmachen der Atmung.
- Vertiefung der Atmung. Dadurch entsteht eine bessere Belüftung tieferer Lungenbereiche.
- Stärkung und Training der Atemmuskulatur.
- Entspannung bei Unruhe, Angst, Schlaflosigkeit.
- Verlängerung der Gasaustauschzeit. Damit entsteht eine Verbesserung des **Gasaustausches.**
- Förderung des thorakalen Sogs durch eine vertiefte Atmung. Das fördert den venösen Rückfluss zum Herzen.

Wie oft?

Die **Dauer der Wiederholungen** hängt vom Zustand des Patienten ab. 5 bis 10 Wiederholungen sind sinnvoll. Die Übungen sollen nach Möglichkeit mehrmals am Tag durchgeführt werden. Zum Beispiel kann man sie in folgenden Situationen einbauen: bei der Grundpflege, beim Positionieren oder beim Betten.

Wie bereiten Sie sich vor?

- Lüften Sie das Zimmer.
- Bringen Sie den Patienten in eine Oberkörperhochlage. Setzen Sie ihn zum Beispiel an den Bettrand oder auf einen Stuhl. Stehen ist auch möglich.
- Wenn nötig, vorher ein Schmerzmittel verabreichen.

- Die Atemwege sollen frei von Sekreten sein. Wenn Sekret vorhanden ist, dann vorher Maßnahmen zur Sekretlockerung und Sekretentleerung machen.
- Erklären Sie dem Patienten, was nun passiert und warum Sie es machen.

Einfache Atemübungen

Praxistipp

Bei den Atemübungen müssen Sie immer darauf achten, dass der Patient ruhig und gleichmäßig tief atmet. Er darf nicht zu schnell atmen. Sonst besteht die Gefahr der **Hyperventilation**.

Es gibt sehr viele einfache Atemübungen.
Hier sind 9 Beispiele für Übungen. Leiten Sie den Patienten dazu an.

- **Übung 1:** Tief und langsam durch die Nase einatmen. Durch Mund oder Nase ausatmen.
- **Übung 2:** Tief und langsam durch die Nase in den Bauch einatmen. Durch Mund oder Nase ausatmen.
- **Übung 3:** Tief und langsam durch die Nase in den Brustkorb einatmen. Durch Mund oder Nase ausatmen.
- **Übung 4:** Tief und langsam durch die Nase einatmen. Dann die Luft kurz anhalten. Durch Mund oder Nase ausatmen.
- **Übung 5:** Beim Einatmen die Arme nach vorne oder nach oben nehmen. Beim Ausatmen die Arme wieder langsam nach unten sinken lassen.
- **Übung 6:** Beim Einatmen die Schultern nach oben ziehen. Den Oberkörper strecken. Beim Ausatmen Schultern und Oberkörper langsam senken und entspannen.
- **Übung 7:** Die Arme so vor der Brust anwinkeln, dass sich die Fingerspitzen berühren. Beim Einatmen die Ellenbogen so weit wie möglich mit den Schultern nach hinten ziehen. Beim Ausatmen kommen die Ellenbogen wieder nach vorne, bis sich die Fingerspitzen berühren.
- **Übung 8: Luftanhäufung:** Einatmen, die Luft kurz anhalten. Das mehrmals wiederholen. Nach dem letzten Einatmen noch einmal 2 Sekunden die Luft anhalten. Dann mit der dosierten Lippenbremse (siehe Seite 50) langsam ausatmen.

- **Übung 9: Therapeutische Nasenenge:** Die Nasenflügel mit 2 Fingern leicht zusammendrücken. Dann tief einatmen. Oder ein Nasenloch ganz verschließen. Dadurch wird ein Reflex zur Weitstellung der Bronchien ausgelöst.

Praxistipp

Bauen Sie bei Kindern spielerische Übungen ein. Zum Beispiel den Bauch dick und wieder dünn werden lassen. Auch Singen und Lachen sind leicht einzusetzen. Oder lassen Sie die Kinder Seifenblasen pusten oder kleine Windräder anblasen.

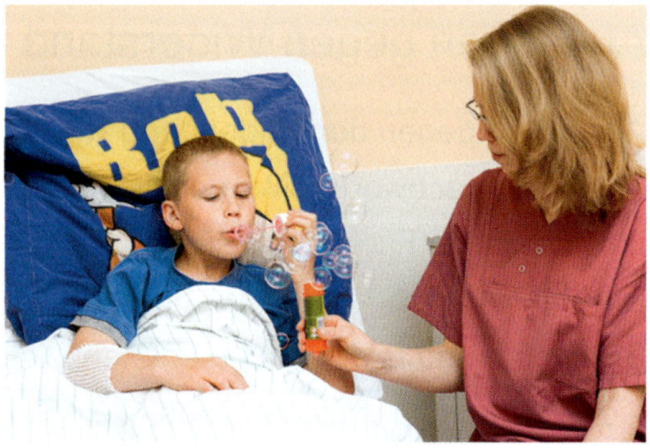

Abb. 4.3 Seifenblasen pusten als spielerische Form der Atemgymnastik [K115]

Kontaktatmung

Bei der **Kontaktatmung** unterstützt die Pflegefachperson mit den Händen die Einatmung. Sie legt beim Patienten abwechselnd ihre Hände auf den Bauch, das Brustbein, seitlich an den Brustkorb oder an die Flanken. Dadurch kann der Patient seine **Bauchatmung** und **Brustatmung** verstärken.

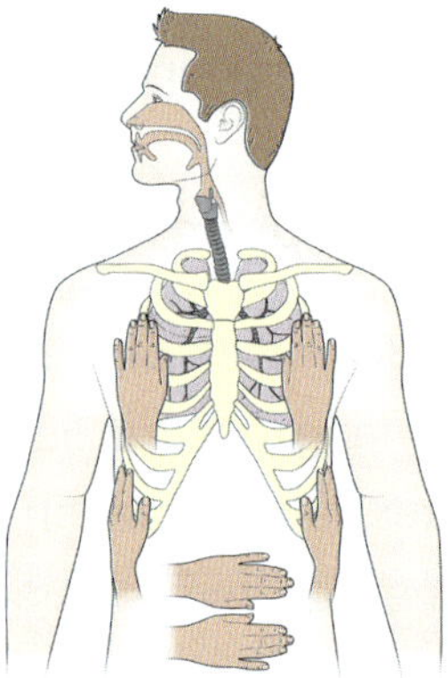

Abb. 4.4 Kontaktatmung. Durch die unterschiedliche Positionierung der Hände wird der Patient dazu angeleitet, die Bauchatmung oder Brustatmung zu verstärken. [L264]

Der Patient wird aufgefordert „die Hände wegzuatmen“. Durch leichtes Drücken mit den Händen unterstützen Sie die Ausatmung.

Die Kontaktatmung kann im Liegen, Sitzen oder Stehen durchgeführt werden.

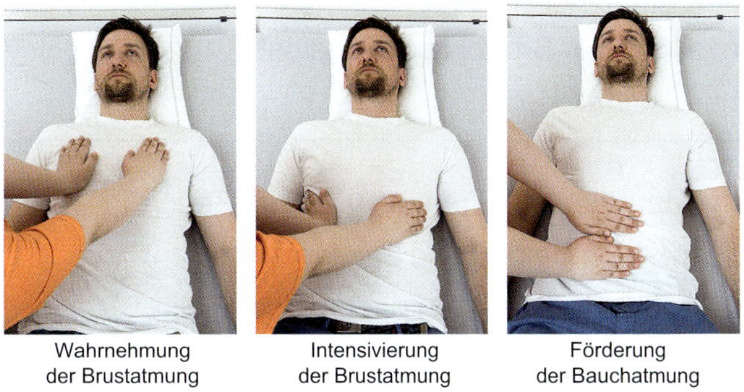

Abb. 4.5 Gezielte Bauchatmung und Brustatmung: Die Hände der Pflegefachperson helfen dem Patienten, die Atmung wahrzunehmen und gezielt zu verstärken. [K115]

Ausatmen gegen Widerstand (PEP-Atmung)

Ausatmen gegen den Widerstand wird auch als **PEP-Atmung** bezeichnet. Das englische Fachwort heißt: ***p**ositive **e**xpiratory **p**ressure*.
Das deutsche Fachwort heißt: *positiver Ausatemdruck*.
Die **PEP-Atmung** wirkt, weil durch Ausatmung ein erhöhter Druck in den Bronchien und in der Lunge entsteht. Die Bronchien und **Alveolen** können somit nicht **kollabieren**. Es kann auch kein **Bronchospasmus** entstehen. Durch die leichtere Ausatmung wird auch die Einatmung verbessert. Und damit auch die Sauerstoffversorgung.

Praxistipp

Vorsicht bei Patienten mit **Lungenemphysem.** Durch den hohen Druck, der beim Ausatmen entsteht, können die Bläschen vom Emphysem platzen. Dadurch kann ein gefährlicher Pneumothorax entstehen.

Es gibt verschiedene Möglichkeiten für das Ausatmen gegen einen Widerstand:

Dosierte Lippenbremse

Bei der **dosierten Lippenbremse** schließt der Patient seine Lippen locker. Zuerst atmet er langsam und tief durch die Nase ein. Dann atmet er durch den Mund und die locker geschlossenen Lippen aus. Das Ausatmen soll ohne Druck erfolgen. Es soll keine Ausatemgeräusche erzeugen.
Die dosierte Lippenbremse ist die beste Methode bei **akuter Atemnot**. Und zwar, wenn die akute Atemnot nach körperlicher Anstrengung auftritt oder bei einem Asthmaanfall.

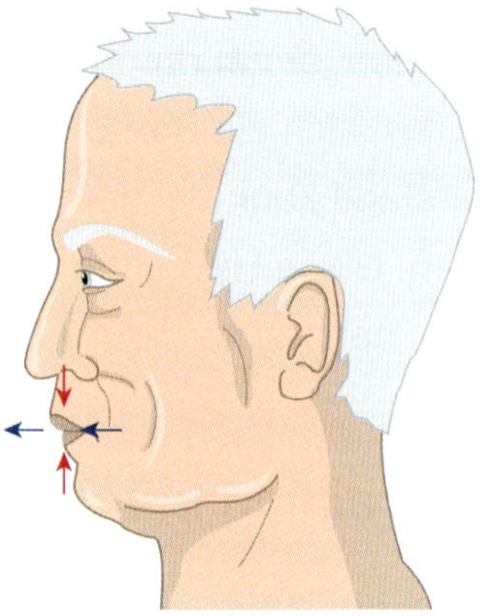

Abb. 4.6 Dosierte Lippenbremse. Durch die Ausatmung gegen die leicht geschlossenen Lippen entsteht ein erhöhter exspiratorischer Atemwegswiderstand, der einer Verengung der Bronchien und einem Alveolenkollaps vorbeugt. [L138]

Trinkhalm und Wasserglas

Bei der Übung **Trinkhalm und Wasserglas** atmet der Patient langsam und tief durch die Nase ein. Dann atmet er durch einen dicken Trinkhalm in ein mit Wasser gefülltes Glas aus. Der Atemwegswiderstand verändert sich, wenn der Trinkhalm unterschiedlich tief ins Wasser eingetaucht wird. Bei der Übung sollen nur wenige Luftblasen entstehen. Denn dann atmet der Patient langsam aus. So kann der erhöhte Atemwegswiderstand wirken.

PEP-Geräte

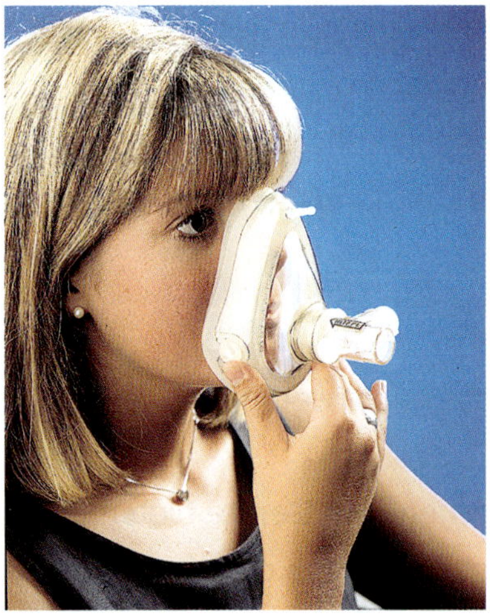

Abb. 4.7 Bei der Therapie mit der PEP-Maske atmet der Patient gegen einen Widerstand aus. Der Widerstand kann individuell angepasst werden. [U106]

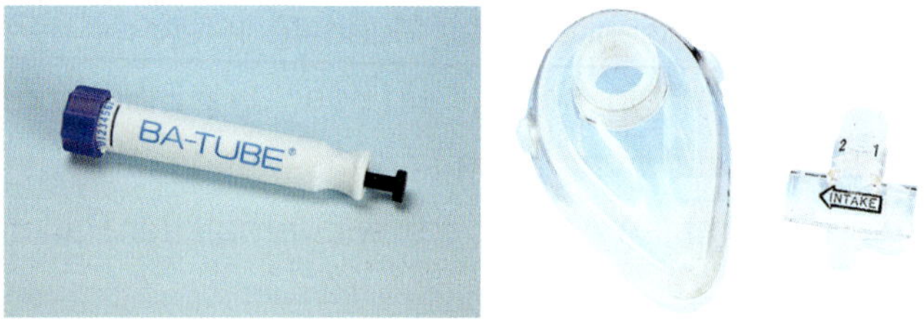

Abb. 4.8 Zwei unterschiedliche PEP-Geräte, links ein BA-Tube®, rechts eine PEP-Maske. [V474]

Einfache **PEP-Geräte** wirken wie die **dosierte Lippenbremse**.
Der Patient atmet durch diese Geräte gegen einen **Widerstand** aus. Dadurch erweitern sich die Bronchien und der fest sitzende Schleim wird gelöst. Der Widerstand kann bei den meisten Geräten speziell für den Patienten eingestellt werden. Diese Hilfsmittel können zum Atemtraining eingesetzt werden. Und sie können bei beginnender Atemnot verwendet werden.

Atemtraining mit SMI-Trainern

Das **Atemtraining mit SMI-Trainern** bewirkt eine anhaltende tiefe Einatmung.
Das englische Fachwort heißt: ***s**ustained **m**aximal **i**nspiration*.
Das deutsche Fachwort heißt: *anhaltend maximale Einatmung*.
Dadurch wird die Einatmung verbessert. Die Gasaustauschzeit wird verlängert. Tief liegende Lungenbereiche werden belüftet. Durch die Geräte bekommt der Patient Rückmeldung über „seine Leistung". Dadurch wird er motiviert. Der Patient bekommt eine Nasenklemme, damit er ausschließlich durch den Mund einatmet.
Man unterscheidet **zwei Arten von SMI-Trainern:**

Floworientierte Geräte

Bei den **floworientierten Geräten** müssen mehrere Bälle in der Schwebe gehalten werden. Zum Beispiel: Triflo® II oder Mediflo® duo.
Der Patient umschließt das Mundstück fest mit den Lippen. Dann atmet er kräftig und anhaltend ein, sodass ein oder zwei Bälle in der Schwebe gehalten werden. Nach der Einatmung nimmt er das Mundstück aus dem Mund und atmet aus. Nach einigen normalen Atemzügen wiederholt der Patient die Übung mit dem Gerät.

Volumenorientierte Geräte

Bei diesen Geräten wird ein **Volumen** vorgegeben, das erreicht werden muss. Zum Beispiel: Voldyne® 5.000 oder Respiflo® 2.500/5.000.
Der Patient hat die Kontrolle über das eingeatmete Volumen. Die Geräte bieten die Möglichkeit, das zu erreichende Volumen vorher einzustellen. Nach dem Einatmen nimmt der Patient das Mundstück aus seinem Mund und atmet aus. Nach einigen normalen Atemzügen wiederholt er die Übung mit dem Gerät.

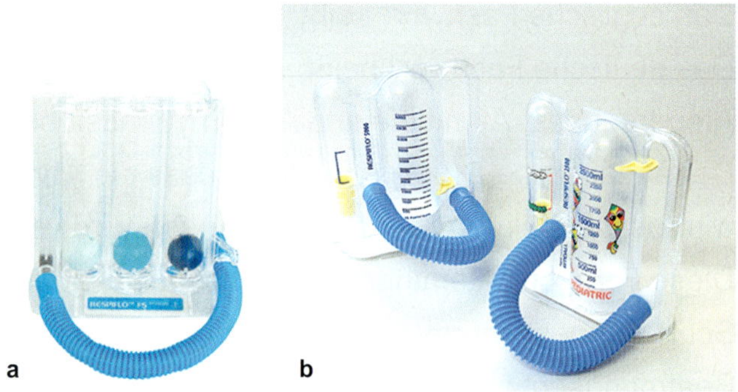

Abb. 4.9 Beispiele für SMI-Trainer.
a) floworientierter SMI-Trainer;
b) volumenorientierter SMI-Trainer
[V474]

EzPAP®

Das **EzPAP®-Atemwegs-Überdrucktherapiesystem** ist ein kleines und tragbares Atemtherapiegerät.
Das englische Fachwort heißt: *easy positive airway pressure*.
Das deutsche Fachwort heißt: *leichter positiver Atemwegsdruck*.
Mit dem Gerät wird ein **positiver Atemwegsdruck** (PAP) durch eine frei wählbare Strömung von 5 bis 15 Litern pro Minute aufgebaut. Dieser positive Druck sorgt dafür, dass tiefer gelegene Lungenabschnitte besser belüftet werden. Die Lunge wird sanft gedehnt. Die Lösung von Sekreten wird unterstützt.
Die Strömung kann mit medizinischem Sauerstoff oder Druckluft erreicht werden.
Das EzPAP®-System ist kostengünstig und technisch einfach. Deshalb ist es eine Alternative zu den klassischen CPAP-Geräten. Es kann mit Mundstück oder Maske angewendet werden.

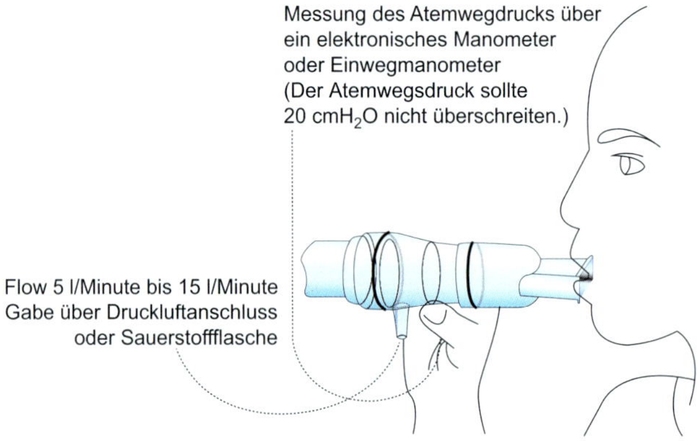

Abb. 4.10 EzPAP®-Gerät mit Mundstück
[L271]

CPAP-Atmung

Die **CPAP-Atmung** ist eine Form der **Beatmung.** Hierbei wird auf die Spontanatmung des Patienten ein andauernder Druck ausgeübt.

Das englische Fachwort heißt: ***c**ontinous **p**ositive **a**irway **p**ressure*.
Das deutsche Fachwort heißt: *kontinuierlicher positiver Atemwegsdruck*.
Atemfrequenz, Atemtiefe und Atemrhythmus bestimmt der Patient komplett selbst.
Der andauernde Druck sorgt dafür, dass die **Alveolen** nicht **kollabieren**. Die Lunge wird besser belüftet. Der **Gasaustausch** wird verbessert.
Diese Form der Atemtherapie wird angewandt bei: Frühgeborenen, Schlafapnoesyndrom, chronisch-obstruktiven Lungenerkrankungen und der Beatmungsentwöhnung. Das Fachwort für Beatmungsentwöhnung heißt: *Weaning*.
Für die **CPAP-Atmung** gibt es besondere Geräte. Der Patient kann über eine Mund-Nasen-Maske, einen Endotrachealtubus oder eine **Trachealkanüle** atmen.

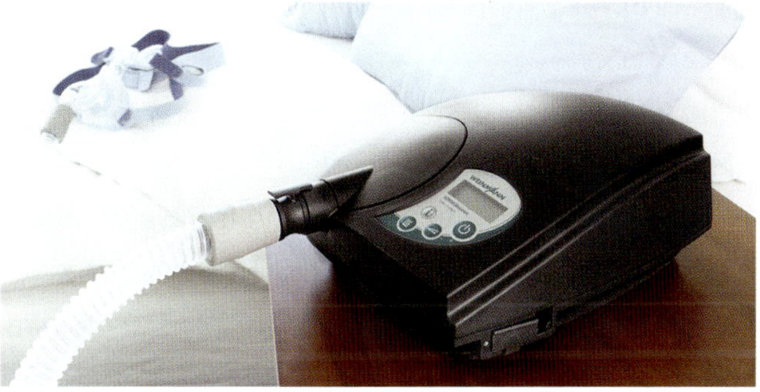

Abb. 4.11 CPAP-Gerät mit Maske [V083]

Atemstimulierende Einreibung (ASE)

Die **atemstimulierende Einreibung (ASE)** kommt aus dem Gebiet der **Basalen Stimulation**®.
Sie verbessert die Körperwahrnehmung. Der Brustbereich und Rückenbereich wird mit rhythmischen Bewegungen eingerieben. Dabei wechselt der Händedruck.

Wie funktioniert die ASE?

Die Haut ist das größte Sinnesorgan des Menschen. Über die Haut spürt der Mensch dauernd Reize. Zum Beispiel durch die Kleidung oder Wärme. Das nennt man: **somatische Wahrnehmung**. Sie entsteht mit Bewegung. Deshalb ist Bewegungsmangel ein Grund dafür, warum bettlägerige Menschen nach einiger Zeit weniger Reize spüren. Sie verlieren langsam das Gefühl für ihren Körper.

Um diesem Verlust der Reize vorzubeugen, gibt es die **somatische Stimulation**. Die wichtigste Maßnahme ist die **Berührung**. Berührung ist nicht ans Sprechen oder hohe Hirnfunktionen gebunden. Pflegefachpersonen können also durch Berührung leicht mit Patienten in Kontakt kommen. Vor allem wenn die Patienten im Bewusstsein oder in der somatischen Wahrnehmung eingeschränkt sind.

Wie wirkt die ASE?

Die Atmung des Menschen ist immer eng verbunden mit seinem körperlichen, seelischen und geistigen Zustand.
Wenn Menschen unruhig sind und Angst oder Schmerzen haben, dann verändert sich die Atmung. Sie wird schnell, oberflächlich und unregelmäßig. Die Folge von dieser Atmung ist, dass die tieferen Lungenbereiche weniger belüftet werden. Das **Pneumonierisiko** steigt. Der **Gasaustausch** ist beeinträchtigt.
Bei der ASE kann dem Patienten Sicherheit, Nähe und Entspannung vermittelt werden. Die Pflegefachperson kann dabei auch Einfluss auf die Atmung des Patienten nehmen. Die ASE reguliert den Atem, beruhigt und fördert den Schlaf. Denn eine tiefe Atmung löst körperliche und geistige Verspannungen.

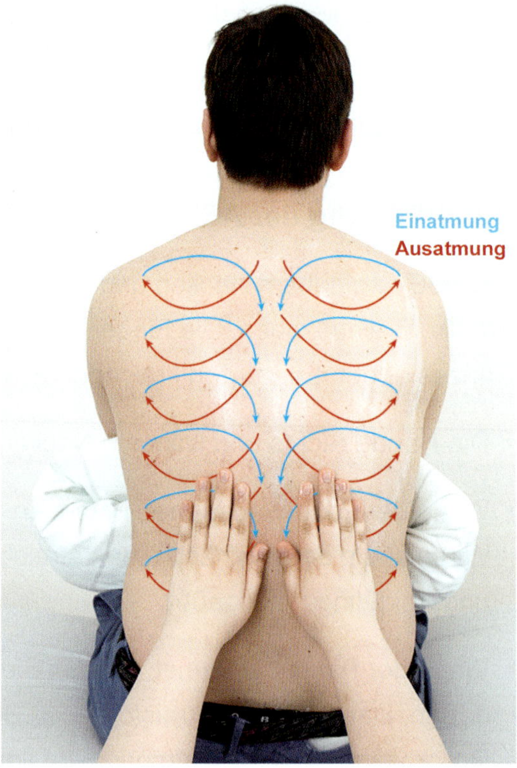

Abb. 4.12 Atemstimulierende Einreibung [K115]

Vorbereitung der ASE

Damit die ASE wirkt, muss man sich **Zeit nehmen**. Sie sollten etwa 15 Minuten Zeit finden, um selbst ruhig zu werden. So wirken Sie während der ASE auch auf den Patienten beruhigend.
Störungen von außen müssen während der ASE vermieden werden.
Die Pflegefachperson trägt keine Handschuhe. Schmuck an den Händen sollte nicht getragen werden. Das ist auch im Hinblick auf die Hygiene wichtig.

Die Hände sind warm. Eine Körperlotion oder ein Öl helfen dabei, leichte Bewegungen der Hände auf dem Rücken des Patienten durchzuführen.
Bringen Sie den Patienten und sich selbst in eine Position, in der sie die ASE entspannt durchführen können. Folgende Positionen sind möglich:

- Der Patient sitzt am Bettrand.
- Der Patient sitzt seitlich oder verkehrt herum auf einem Stuhl.
- Der Patient sitzt im Kutschersitz.
- Der Patient sitzt auf einem Stuhl. Der Oberkörper liegt auf einem dicken Kissen auf einem Tisch.
- Der Patient befindet sich in 90°-Positionierung oder 135°-Positionierung.
- Der Patient liegt auf dem Bauch.

Wichtig ist, dass der Patient während der ASE wirklich entspannt sitzt oder liegt. Denn nur dann kann er sich auf die Berührung konzentrieren und entspannen.

Durchführung der ASE

Die ASE beginnt am Nacken und führt nach unten. Dabei wird der gesamte Brustkorb einbezogen. Die Finger sind geschlossen. So werden die Hände als Ganzes erlebt. Es werden kreisende Bewegungen durchgeführt:

- Die Hände rechts und links am Nacken neben der Wirbelsäule ansetzen.
- Wenn der Patient ausatmet, beginnen Sie: Mit einem *starken Druck* an der Wirbelsäule entlang nach unten streichen. Der Druck wird vor allem mit Daumen und Zeigefinger ausgeübt.
- Wenn der Patient einatmet, drehen Sie die Hände mit einem *geringen Druck* nach außen. Dann in einem kreisförmigen Bogen zurück zur Wirbelsäule streichen. Der Druck während der Einatmung wird vor allem über die Kleinfingerkante ausgeübt.
- Der nächste Kreis beginnt mit der Ausatmung. Dann geht es am Rücken ein Stück weiter nach unten. Bis zur Lendenwirbelsäule.
- Sind die Kreisbewegungen oberhalb des Beckens angekommen, nehmen Sie während einer **Einatmung** erst eine Hand nach oben. Diese Hand legen Sie seitlich neben die Wirbelsäule. Dann erst legen Sie die andere Hand nach oben neben die Wirbelsäule. Auf diese Weise wird der Körperkontakt ohne Unterbrechung erhalten.

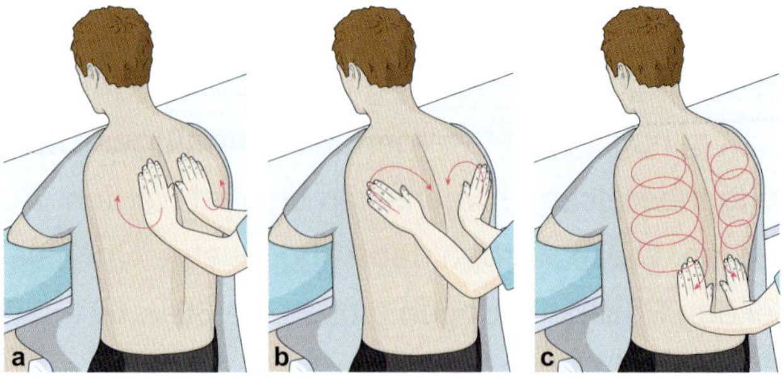

Abb. 4.13 Durchführung der ASE [L264]

Das Einreiben 5-mal bis 8-mal wiederholen.
Beobachten Sie den Patienten während der ASE: Wird er ruhiger? Lässt die Muskelspannung nach? Verändern sich Atemfrequenz und Atemrhythmus?

Wenn die ASE zu Ende ist: Legen Sie die Hände wieder oben neben die Wirbelsäule. Den Rücken mit starkem Druck einige Male ausstreichen. Dabei werden die Hände wieder nacheinander nach oben gelegt, um den Körperkontakt ohne Unterbrechung zu halten.
Dem Patienten beim Ankleiden helfen. Wenn nötig, den Patienten positionieren. Darauf achten, dass er danach eine Ruhephase von mindestens 30 Minuten macht.

Praxistipp

Es wird nicht empfohlen, Duftöle bei der ASE zu benutzen. Dann steht nämlich der Duft im Vordergrund. Der Patient soll sich aber auf das Spüren konzentrieren.

Atemunterstützende Positionierungen

Eine wirkungsvolle Maßnahme, um Pneumonien vorzubeugen sind: Lagerungen, die den Atem unterstützen. Man nennt diese Lagerungen auch: **Positionierungen**. Sie helfen auch bei der Therapie. Durch bestimmte Positionierungen kann die Lungenbelüftung verbessert werden. Atemnot wird gelindert. Und der Sekretabfluss wird gefördert. Die Pflegefachperson muss wissen, mit welcher Positionierung sie welche Ziele erreichen kann.
Patienten nehmen oft von sich aus die richtige Position ein, wenn sie Atemwegserkrankungen und Atemnot haben. Das machen Patienten, die keine Probleme beim Bewegen haben. Aber Patienten, die Probleme beim Bewegen haben, brauchen die Unterstützung der Pflegefachperson.

Regelmäßiges Umpositionieren

Bei bettlägerigen Patienten besteht die Gefahr, dass manche Lungenbereiche nicht genug belüftet werden. **Regelmäßiges Umpositionieren** hilft, dass alle Lungenbereiche abwechselnd belüftet werden. Außerdem können Sekrete gelöst werden. Diese werden dann abgehustet. Oder sie werden abgesaugt.
Bei den Positionierungen gibt es die **30°-, 60°-, 90°- und 135°-Positionierung**. Es gibt auch die **Bauchpositionierung**.
Wichtig ist, dass der Patient immer bequem liegt und beweglich bleibt. Die Pflegefachperson muss beim Positionieren auch immer an die **Gefahr von Druckgeschwüren** denken. Wenn Patienten lange Zeit auf einer Stelle liegen, dann können sich gefährliche Druckgeschwüre bilden. Das Fachwort für Druckgeschwüre heißt: **Dekubitus**. Ein Dekubitus muss immer vermieden werden.

Oberkörperhochpositionierung

Patienten mit Atemwegserkrankungen können mit hohem Oberkörper besser, leichter und tiefer atmen. Sie können auch besser abhusten. Wichtig ist, dass der Patient im Bett weit oben liegt. Der Knick zwischen Kopfteil und Fußteil soll sich in der Höhe seines Hüftknicks befinden. Als Hilfe kann man ein Handtuch unter die Sitzbeinhöcker legen.

Praxistipp

Wenn der Patient zu weit unten im Bett liegt, dann kann er den Brustkorb nicht mehr genug bewegen. Der Knick befindet sich dann am Oberkörper. Das hemmt die Einatmung.

Das Sitzen mit erhöhtem Oberkörper und gestreckten Beinen ist unangenehm. Hier hilft eine leichte Beugung in den Kniegelenken.

- Das Fußteil vom Bett leicht nach unten stellen.
- Eine Knierolle einlegen. Oder ein Kissen unter die Unterschenkel legen.
- Das Bett leicht kopfwärts anheben. Dann rutscht der Patient nicht so leicht nach unten.

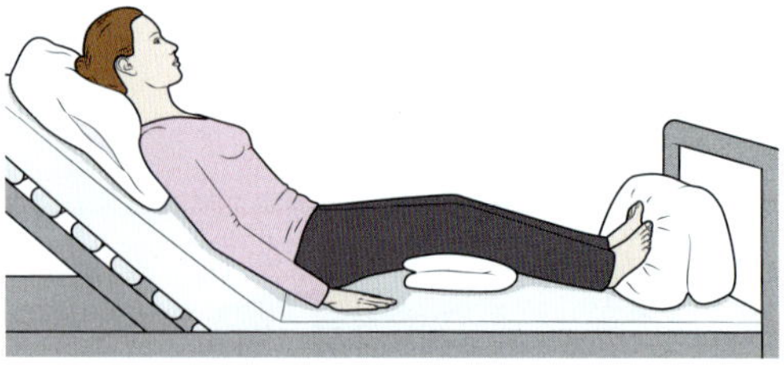

Abb. 4.14 Patientin in korrekter Oberkörperpositionierung mit Knierolle [L264]

Praxistipp

Patienten nicht dauernd in der Oberkörperhochpositionierung lassen. Das Dekubitusrisiko im Bereich der Sitzbeinhöcker ist hoch. Außerdem **sammeln sich Sekrete** in den Lungenunterlappen. Deshalb muss die Oberkörperhochpositionierung immer mit anderen Positionierungen abgewechselt werden.

4

Positionierungen bei akuter Atemnot

Herzbettpositionierung

Die **Herzbettpositionierung** senkt den venösen Rückfluss vom Blut zum Herzen. Dieser ist zu hoch bei: dekompensierter Herzinsuffizienz mit stärkster Atemnot oder einem Asthmaanfall.
Die Herzbettpositionierung ist eine Kombination aus Oberkörperhochpositionierung und Beintiefpositionierung. Der Patient liegt in Rückenlage. Wichtig ist, dass der Bettknick und der Hüftknick des Patienten übereinstimmen.

- Die ganze Bettebene leicht kopfwärts stellen. So rutscht der Patient nicht so leicht nach unten.
- Das Kopfteil um etwa 80° hochstellen. Das Fußteil nach unten stellen. Eine zusammengerollte Decke an den Füßen verhindert das Herunterrutschen.
- Die Arme auf Kissen seitlich vom Oberkörper positionieren. So wird die Atemhilfsmuskulatur unterstützt.

Siehe Abbildung 4.15 auf der nächsten Seite.

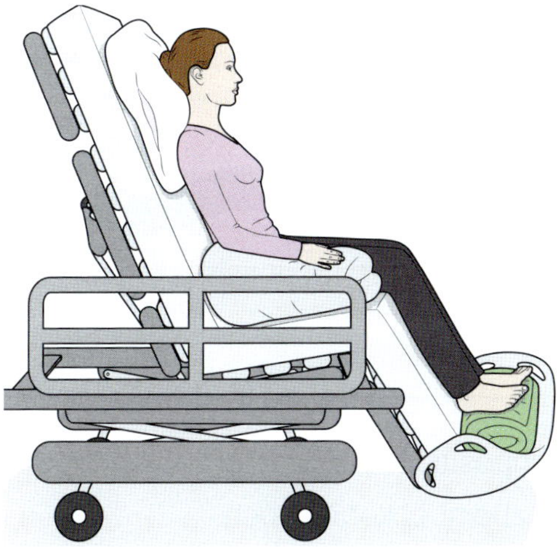

Abb. 4.15 Herzbettpositionierung [L264]

Notfall

Bei der Oberkörperhochpositionierung und vor allem bei der Herzbettpositionierung kann der arterielle Blutdruck gefährlich abfallen. Es droht ein **kardiogener Schock**.
Deshalb ist eine **regelmäßige Pulskontrolle und Blutdruckkontrolle** wichtig. Ein Blutdruck kleiner 90 mmHg und ein Puls höher als 100 Schläge pro Minute sind gefährlich.
Die Positionierung muss abgebrochen werden. Und zwar so lange, bis sich der Kreislauf stabilisiert hat.
Die aufrechte Position kann auch zu einer **Minderdurchblutung des Gehirns** führen. Schwindel oder sogar Bewusstlosigkeit sind die Folgen.
Deshalb wird der Patient regelmäßig nach seinem Befinden gefragt. Bei Bedarf wird die Positionierung flacher ausgeführt.

Atemerleichternde Körperpositionierungen

Atemerleichternde Körperpositionierungen helfen, das Luftvolumen in der Lunge zu steigern. Und sie helfen, die verengten Bronchien zu erweitern.
Die Atemmuskulatur wird entlastet, weil weniger Gewicht auf Armen und Schultergürtel liegt. Der Sauerstoffverbrauch sinkt. Die unteren Bereiche der Lunge werden besser belüftet.
Diese Positionierungen sind hilfreich bei Patienten mit **chronischen** Atemwegserkrankungen, die immer wieder unter akuter Atemnot leiden.
Die Positionierungen lindern auch Angst und Panik.

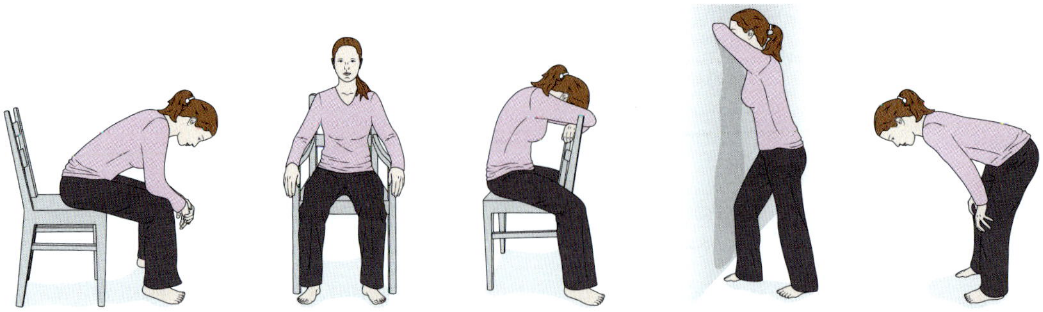

Abb. 4.16 Atemerleichternde Körperpositionierungen. Von links nach rechts: Kutschersitz, Paschasitz, Stuhlstütze, Wandstellung, Torwartstellung.
[L264]

Dehnpositionierungen

Dehnpositionierungen dehnen verkürzte Muskeln. Das Lungengewebe wird auch dehnfähiger. Im gedehnten Körperbereich nimmt die Durchblutung zu. Die Atmung wird vertieft. Die Lungen werden besser belüftet. Der Strömungswiderstand in den Atemwegen wird reduziert. Sekrete werden gelockert.
Dehnpositionierungen können mehrmals am Tag für etwa 10–30 Minuten angewandt werden.

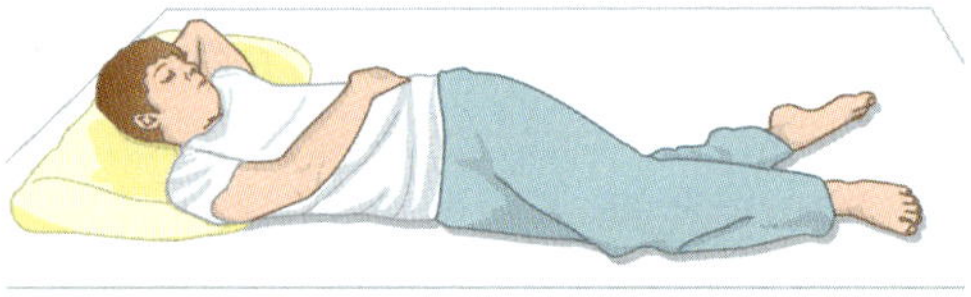

Abb. 4.17 Drehdehnlage: Der Patient liegt auf der Seite. Der obere Arm befindet sich hinter dem Kopf. Die Hand liegt im Nacken. Ohne die Lage der Beine zu verändern, bewegt der Patient den Oberkörper vorsichtig so weit wie möglich nach hinten.
[L138]

V-A-T-I-Positionierungen

Die **V-A-T-I-Positionierung** ist eine einfache Möglichkeit der Atemunterstützung. Sie dehnt die Lunge. Je nachdem wie man die Lagerungskissen positioniert, können unterschiedliche Lungenbezirke besser belüftet werden.
Für die Durchführung der Positionierung benötigt man zwei Kissen. Die Kissen dürfen nicht zu dick sein.
Siehe Tabelle 4.1 auf der nächsten Seite.

Tab. 4.1 Durchführung und Wirkungsweise der V-A-T-I-Positionierungen [L264]

Positionierung	Wirkungsweise	Durchführung
V-Positionierung 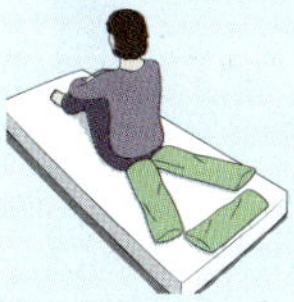	• Dehnung der unteren Lungenbezirke • Flankenatmung wird gefördert (Einbeziehung der seitlichen Thoraxbereiche)	• Die Patientin aufsetzen. • Die beiden Kissen in V-Form positionieren. Die V-Spitze liegt unter dem Sakralbereich der Patientin. • Die Patientin auf die Kissen zurücklegen. Den Kopf mit einem separaten Kissen unterstützen.
A-Positionierung 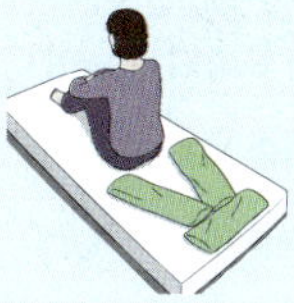	Dehnung der oberen Lungenbezirke	• Die Patientin aufsetzen. • Die beiden Kissen in A-Form positionieren. Die Spitze des A liegt zwischen den Schulterblättern der Patientin. • Die Patientin auf die Kissen zurücklegen. Den Kopf mit einem separaten Kissen unterstützen.
T-Positionierung 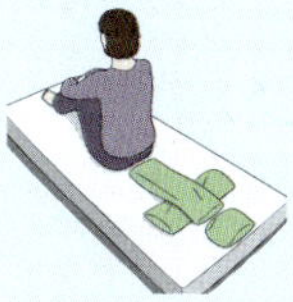	Dehnung der oberen, mittleren und unteren Lungenbezirke, je nach Position des Querkissens	• Die Patientin aufsetzen. • Die beiden Kissen in T-Form positionieren: Das senkrechte Kissen kommt unter der Wirbelsäule zum Liegen. Die Höhe des Querkissens kann beliebig gewählt werden. • Die Patientin auf die Kissen zurücklegen. Den Kopf mit einem separaten Kissen unterstützen.
I-Positionierung 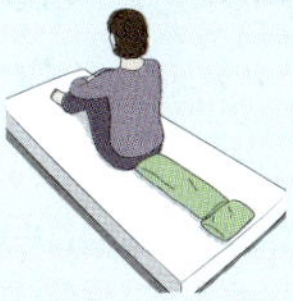	wie bei T-Positionierung	• Anwendung bei sehr schlanken Patienten. • Ein Kissen unter die Wirbelsäule der Patientin legen. • Die Patientin auf das Kissen zurückgelegen. Den Kopf mit einem separaten Kissen unterstützen.

Einfache Dehnpositionierungen

Positionierung in Rückenlage

- Den Patienten in Rückenlage bringen. Das Kopfteil erhöhen.
- Den Kopf etwas zu einer Seite drehen. Den Kopf mit einem kleinen Kissen unterlagern.
- Den Arm der Gegenseite über den Kopf legen. Je höher der Arm positioniert wird, umso intensiver ist die Dehnung. Und umso größer wird die Atemfläche auf dieser Seite.

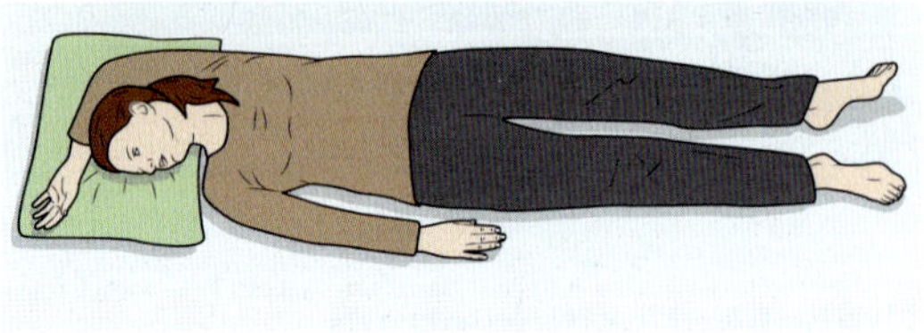

Abb. 4.18 Einfache Dehnpositionierung in Rückenlage [L264]

Positionierung in Seitenlage

- Den Patienten in 90°-Seitenlage bringen. Den Kopf mit einem geeigneten Kissen unterstützen.
- Den Arm der oben liegenden Seite über den Kopf legen.
- In dieser Position kann man eine **atemstimulierende Einreibung** oder eine **Vibrationsmassage** machen.

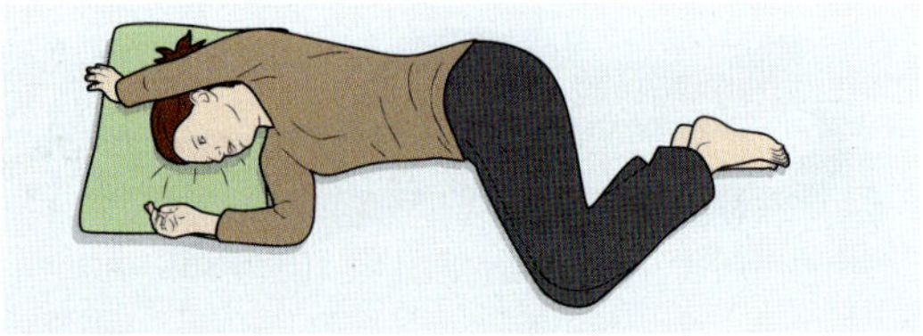

Abb. 4.19 Einfache Dehnpositionierung in 90°-Seitenlage [L264]

Halbmondpositionierung

- Den Patienten in Rückenlage bringen. Das Kopfteil leicht erhöhen.
- Den Kopf etwas zu einer Seite drehen. Mit einem geeigneten Kissen unterlagern.
- Den Arm der Gegenseite über den Kopf oder unter den Kopf legen.
- Die gestreckten Beine und die andere Hand auf der Matratze aufeinander zu bewegen. Bis der Patient eine Lage einnimmt, die wie ein Halbmond aussieht.

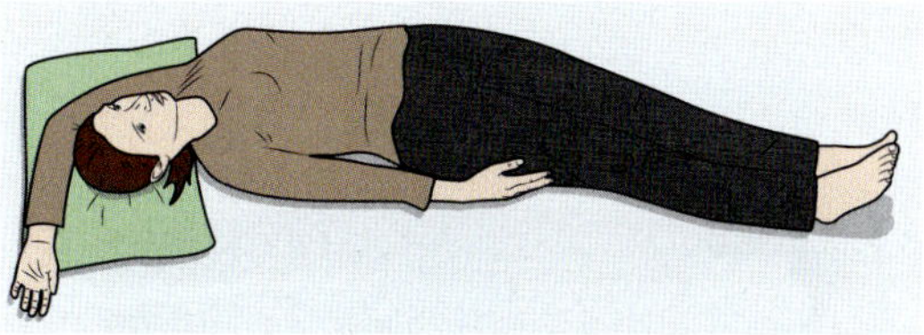

Abb. 4.20 Halbmondpositionierung [L264]

Drehdehnpositionierung

- Den Patienten in eine 90°-Seitenlage bringen. Den Kopf mit einem geeigneten Kissen unterstützen.
- Die Beine anwinkeln. So aufstellen, dass es angenehm für den Patienten ist.
- Den oben liegenden Arm hinter oder neben den Kopf legen.
- Langsam den Oberkörper in Richtung Rückenlage zurückdrehen. Die Beine bleiben in ihrer Position.

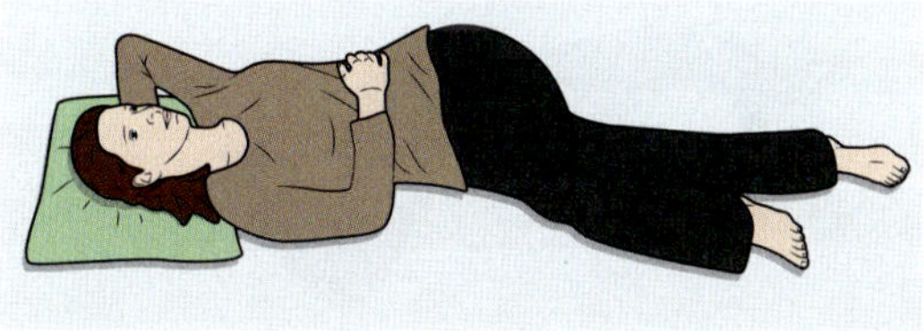

Abb. 4.21 Drehdehnpositionierung [L264]

Inhalation

Begriffserklärung

Inhalare ist Latein. Es bedeutet: anhauchen.
Inhalation ist das Einatmen von Flüssigkeiten oder Gasen. **Inhalation** wird eingesetzt: zur Prophylaxe, zur Therapie von Atemwegserkrankungen und zum Eingeben von Medikamenten.

Inhalationen fördern die Selbstreinigung der Atemwege. Zähes **Sekret** wird befeuchtet und dadurch verflüssigt.
Flüssiges Sekret kann leichter abgehustet oder abgesaugt werden.
Je nach Erkrankung können verschiedene Inhalationen angewendet werden.
Je tiefer Flüssigkeit und Medikamente in die Atemwege gelangen sollen, desto kleiner müssen die Tröpfchen sein. Danach wird das Gerät ausgewählt.
Es gibt **drei Möglichkeiten:**

- **Dampf:** zum Beispiel über ein Wasserdampfbad
- **Aerosol:** mit Druckluft oder Treibgas aufgewirbeltes Wasser oder Medikamente. Wird als **Dosieraerosol** oder elektrischer Vernebler verabreicht.
- **Nebel:** feine Wassertropfen. Sie haben ein hohes hygienisches Risiko. Es besteht die Gefahr einer Überwässerung der **Alveolen**. Nebel wird nur noch selten eingesetzt.

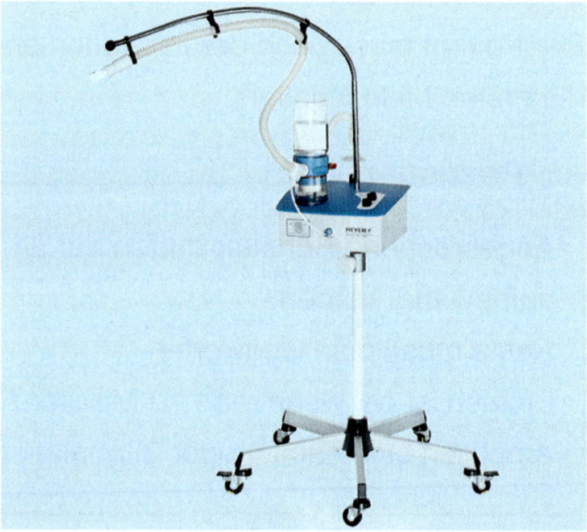

Abb. 4.22 Ultraschallvernebler [V565]

Faktoren, die die Inhalation beeinflussen

Ob die **Inhalationstherapie** wirkt, hängt von verschiedenen Faktoren ab:

- **Atemfrequenz und Atemtiefe:** Je schneller und flacher der Patient atmet, desto weniger Inhalat nimmt er auf. Es gelangt nicht an den Wirkungsort. Eine tiefe Atmung bewirkt, dass das Inhalat in großen Mengen am Wirkungsort ankommt.
- **Lumenweite vom Atemtrakt:** Wenn die Atemwege verengt sind, dann kommt das Inhalat nicht an den Wirkungsort. Die Verengung kommt zum Beispiel durch Tumore oder Verschleimung.
- **Tröpfchengröße:** Je kleiner die Tröpfchen sind, desto tiefer gelangen sie in die Atemwege.

Kochsalzlösung zur Inhalation

Kochsalz reicht häufig als Inhalat aus. Das Fachwort heißt: *Natriumchlorid*. Die Abkürzung: **NaCl**.
Es wird in der physiologischen Konzentration gegeben. Das sind 0,9 Prozent. Kochsalz reicht meistens aus, um der belasteten oder erkrankten Bronchialschleimhaut bei der Reinigung und der Verflüssigung der Sekrete zu helfen. Auch in folgenden Fällen ist physiologische Kochsalzlösung sehr gut verträglich: bei unproduktivem Hustenreiz und bei empfindlicher Bronchialschleimhaut. Der Hustenreiz mildert sich dadurch. NaCl 0,9 Prozent hat keine unerwünschten Wirkungen. Es wird deshalb bevorzugt angewendet.
Bei Inhalationen muss immer die Infektionsgefahr beachtet werden. Diese kann durch *hygienisches* Arbeiten verringert werden. Außerdem müssen die Angaben vom Hersteller beachtet werden. Diese finden sich meistens aufgedruckt oder in der Verpackung.
Die Angaben vom Arzt sind immer zu beachten. Er ordnet die Dosierung der Inhalation an. Und er ordnet an, wie oft inhaliert werden soll.
Der Patient muss nach der Inhalation beobachtet werden. Das gilt vor allem, wenn er die ersten Male inhaliert.

Praxistipp

Angebrochene Behälter dürfen nur 24 Stunden lang im Kühlschrank aufbewahrt werden.
Reste muss man wegwerfen.
Einfach ist es, wenn man 10-Milliliter-Ampullen verwendet. Diese Ampullen sind nach 1 oder 2 Inhalationen aufgebraucht.

Dosieraerosole

Bei einem Dosieraerosol wird der Wirkstoff als winzige Tropfen oder Staub freigesetzt. Von Dosieraerosolen abgegebene Wirkstoffe werden inhaliert. Sie gelangen so in die Atemwege. Dort wirken sie **lokal**.
Die Dosieraerosole wirken schnell. Deshalb werden sie zum Beispiel bei **Asthma** bronchiale eingesetzt.

Wirkstoffe, die bei der Behandlung benutzt werden:
Bronchospasmolytika: Substanzen, die durch Erschlaffung der Bronchialmuskulatur die Atemwege erweitern. Die Hauptvertreter sind:

- β_2 -Sympathomimetika
- Parasympatholytika (zum Beispiel: Anticholinergika)

- Theophylline
- **Glukokortikoide**
- antientzündliche Substanzen

Dosieraerosol mit Treibgas ohne Inhalationshilfe

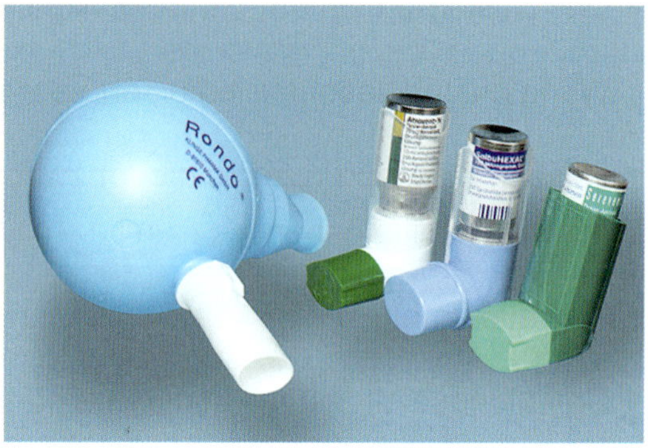

Abb. 4.23 Dosieraerosole mit Treibgas: links mit Inhalationshilfe. Die rechten drei sind ohne Inhalationshilfe.
[K115]

Damit das Medikament an den Wirkort gelangt und wirken kann, muss man es richtig anwenden. Die Pflegefachperson leitet den Patienten an. Wenn es nötig ist, korrigiert sie ihn.
So wendet man das Dosieraerosol **mit Treibgas** an:

- Aufrecht hinsetzen. Wenn nötig abhusten.
- Den Aerosolbecher schütteln. Die Schutzkappe entfernen. Den Behälter so halten, dass der Boden nach oben zeigt.
- Tief ausatmen.
- Das Mundstück fest mit den Lippen umschließen.
- Langsam und tief einatmen. Dabei Druck auf den Kanister ausüben. So wird die Dosis freigesetzt.
- Die Luft für etwa 5–10 Sekunden anhalten.
- Langsam über die Nase ausatmen.

Dosieraerosol mit Treibgas und Inhalationshilfe (Spacer)

Es gibt **Inhalationshilfen,** um die Anwendung von Dosieraerosolen leichter zu machen.
Man nutzt sie vor allem bei Kindern. Und bei Patienten, die das Einatmen und Auslösen vom Dosieraerosol nicht unterscheiden können.

Mit der Inhalationshilfe werden die Wirkstoffe besser inhaliert. Dann wirken sie besser.
Die Pflegefachperson leitet den Patienten an:

- Aufrecht hinsetzen.
- Den Aerosolbecher schütteln. Die Schutzkappe entfernen.
- Das Dosieraerosol auf die Inhalationshilfe aufsetzen.
- Wenn die Inhalationshilfe keinen Ventilmechanismus besitzt, diese verschließen.
- Je nach Arztanordnung: ein oder zwei Hübe vom Dosieraerosol in die Inhalationshilfe geben.
- Tief ausatmen.
- Das Mundstück fest mit den Lippen umschließen.
- Langsam und tief einatmen.
- Die Luft für etwa 5–10 Sekunden anhalten.
- Langsam über die Nase ausatmen.

Praxistipp

Glukokortikoide nur mit einer Inhalationshilfe inhalieren, um einen **Soor**befall im Mundraum und im Rachenraum zu vermeiden. So verbleibt kaum Wirkstoff im Mundraum und im Rachenraum. Außerdem soll der Patient vor den Mahlzeiten inhalieren. Nach der Inhalation soll er die Zähne putzen oder den Mund ausspülen.
Wenn der Patient auch Bronchodilatatoren inhaliert, dann müssen diese immer zuerst inhaliert werden. Denn dadurch erweitert sich erst das Bronchialsystem.

Pulverinhalator

Der **Pulverinhalator** wird angewendet wie die **Dosieraerosole** mit Treibgas.
In die Pulverinhalatoren darf nicht hineingeatmet werden. Die jeweilige Dosis wird durch die Einatmung angefordert. Zum Anfordern der Dosis **rasch, kräftig und tief einatmen**.

Inhalation mit elektrisch betriebenem Vernebler

Es gibt einfache und tragbare **elektrisch betriebene Vernebler**. Diese können auch in der häuslichen Pflege und bei Kindern gut eingesetzt werden. Ein Kompressor vernebelt das Inhalat. Im Krankenhaus geschieht die Vernebelung über die zentrale Druckluftvorrichtung.

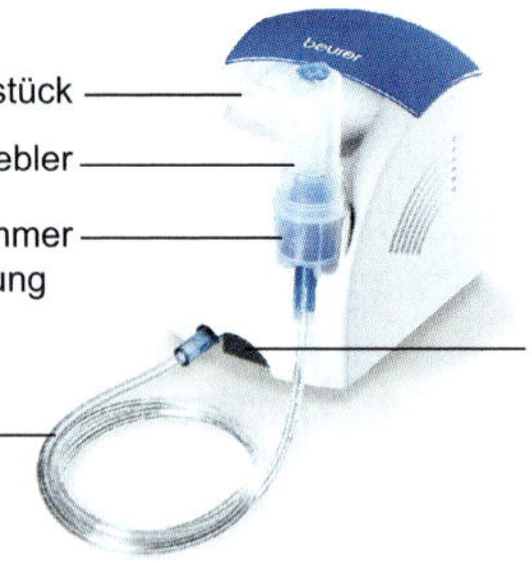

Abb. 4.24 Mobiler Druckluftvernebler [V605]

Wie verwendet man einen elektrisch betriebenen Vernebler?

- Das Gerät immer nach Anweisung vom Hersteller in Betrieb nehmen.
- Hände desinfizieren.
- Die Inhalationslösung nach ärztlicher Anordnung in die Verneblerkammer einfüllen.
- Kompressor oder zentrale Druckluftversorgung mit der Verneblerkammer verbinden.
- Mundstück oder Mund-Nasen-Maske aufsetzen.
- Den Patienten aufrecht hinsetzen. Wenn nötig, zum Abhusten auffordern.

Wie führt man die Inhalation durch?

- Der Patient soll das Mundstück fest mit den Lippen umschließen. Oder er soll die Maske auf Mund und Nase drücken.
- Kompressor einschalten oder Druckluft öffnen.
- Der Patient soll langsam und ruhig einatmen. Die ausgeatmete Luft entweicht über ein Ausatemventil.
- Inhalationsdauer: 15–20 Minuten. Oder so lange, bis die Inhalationsmenge vernebelt ist.
- Einzelteile vom Vernebler danach reinigen. Ebenso Mundstück und Maske. Wenn unsauber damit umgegangen wird, dann besteht die Gefahr von Infektionen! Keime können in die Atemwege gelangen.

- Wenn eine Mund-Nasen-Maske verwendet wurde, dann trocknet man die Haut des Patienten danach ab. Anschließend trägt man eine Pflegecreme auf.

Praxistipp

Es kommt häufig nach der Inhalation zu kräftigem **Husten**. Das ist so, weil durch die Inhalation Sekrete gelöst werden. Deshalb nicht nach dem Essen inhalieren. So vermeidet man, dass der Patient erbricht.

Abklopfen und Vibrationsmassage

Beim **Abklopfen und der Vibrationsmassage** werden Schwingungen über den Brustkorb auf die Lunge übertragen. Diese Schwingungen lösen in den Bronchien Sekrete von den Wänden. Sie fließen dann in Richtung Hauptbronchien ab. Außerdem erhöht sich die Schlagfrequenz der Flimmerhärchen. Und die Geschwindigkeit der Ausatemluft erhöht sich.
Der Patient sitzt dabei am Bettrand. Oder er liegt in 90°-Seitenlage.

Praxistipp

Eine Inhalation führen Sie vor dem Abklopfen oder der Vibrationsmassage durch.

Manuelles Abklopfen

Manuelles Abklopfen bedeutet: Abklopfen mit den Händen.
Es gibt verschiedene Techniken beim **manuellen Abklopfen**:

- mit der hohlen Hand
- mit der geschlossenen Faust
- mit der Kleinfingerkante

Sie können mit 1 oder 2 Händen abklopfen. Achten Sie immer darauf, was für den Patienten angenehm ist.

Beim **Abklopfen** ist Folgendes zu beachten:

- Nierenbereich und Wirbelsäule beim Abklopfen auslassen.
- Mindestens 5 Minuten abklopfen um festsitzendes Sekret zu lösen.

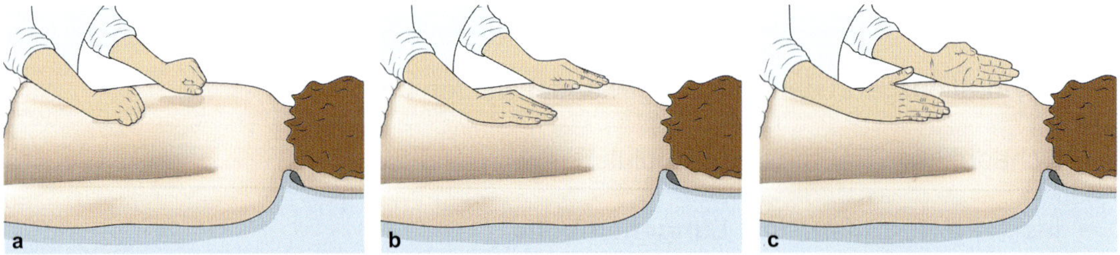

Abb. 4.25 Pflegefachpersonen beim Abklopfen eines Patienten: a) mit der geschlossenen Faust, b) mit der hohlen Hand und c) mit der Kleinfingerkante.
[L264]

- Immer von unten nach oben und von **peripher** nach **zentral** abklopfen.
- Wenn der Patient in Seitenlage liegt, dann die oben liegende Lungenhälfte abklopfen. Anschließend den Patienten umpositionieren und die andere Lungenhälfte abklopfen.
- Die Stärke des Abklopfens muss für den Patienten angenehm sein.
- Ruhiges, sanftes Abklopfen wirkt beruhigend. Schnelleres Abklopfen wirkt anregend.
- Am Ende, wenn nötig, die **Drainagepositionierung** siehe Abb. 4.28 durchführen. Wenn nötig, den Patienten zum Abhusten auffordern. Und danach absaugen.

Vibrationsmassage mit dem Vibrationsgerät

Bei der **Vibrationsmassage** mit dem Vibrationsgerät (zum Beispiel Vibrax®) entstehen schüttelnde, feinere Bewegungen als beim Abklopfen. Das Gerät hat meistens zwei Stufen, die unterschiedlich stark sind. Man stellt sie nach Wunsch des Patienten ein.
Die Vibrationsmassage mit dem Vibrationsgerät wird in gleicher Weise durchgeführt wie das Abklopfen.

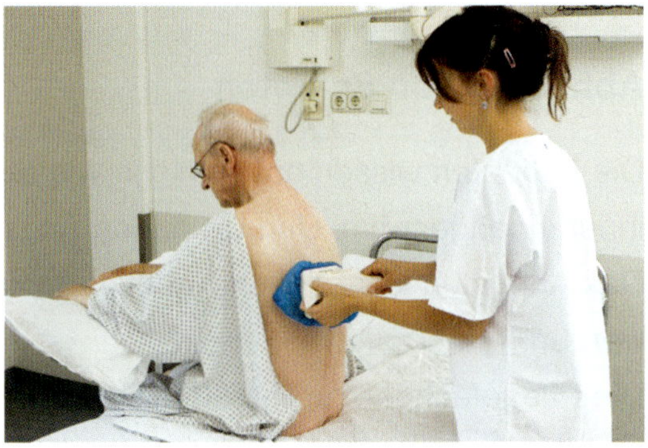

Abb. 4.26 Bei der Vibrationsmassage Gerät zum Lungenhilus hinbewegen.
[K115]

Praxistipp

Das Vibrationsgerät darf nicht angewendet werden bei:

- Schädel-Hirn-Trauma und Hirnblutung
- frischem Herzinfarkt und **Lungenembolie**
- Tumoren und Metastasen in der Wirbelsäule
- ausgeprägter Osteoporose
- erhöhter Blutungsneigung

Unterstützung bei der Sekretentleerung

Wenn die **Atemwegssekrete** verflüssigt und gelockert sind, müssen sie entfernt werden. Der Patient braucht dabei möglicherweise Hilfe.

Drainagepositionierung

Bei der **Drainagepositionierung** soll erreicht werden, dass die Sekrete in Richtung der Hauptbronchien abfließen. Dort werden die Sekrete abgehustet oder abgesaugt.
Damit die Drainagepositionierung etwas bringt, müssen Sie wissen, in welchem Lappen und Segment die Sekrete gestaut sind. Dazu muss der Arzt die Lunge abhören. Oder es wird ein Röntgenbild gemacht. Auf dem Röntgenbild sieht man die Bereiche, die viel Sekret haben.
Oft stauen sich Sekrete in folgenden Bereichen: in den Unterlappen und in den rückwärtigen Lungenbezirken. Daher ist die 135°-Positionierung und eine leichte Kopftiefpositionierung zu empfehlen. Beachten Sie immer, dass der Patient der Lagerung zustimmt.

Abhusten von Sekreten

Die Patienten wissen häufig nicht, wie sie richtig abhusten sollen. Meistens ist es ihnen unangenehm. Und sie haben Angst vor Schmerzen.
Das Abhusten ist aber sehr wichtig. So kann eine gefährliche Pneumonie verhindert werden.
Die Pflegefachperson leitet den Patienten zum **produktiven Abhusten** an. Es ist wichtig, dass die Pflegefachperson nicht vom Patienten angehustet wird. Daher sollte ein Mundschutz getragen werden. Vor dem Abhusten ist eine Sekretverflüssigung und Sekretlockerung sinnvoll.

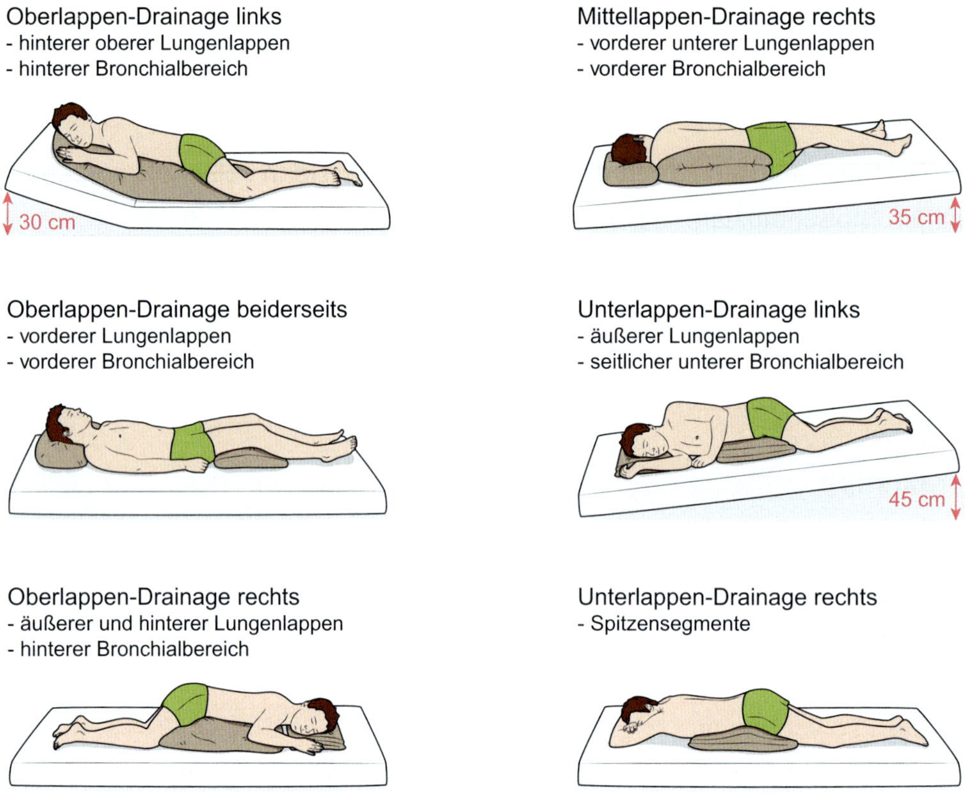

Abb. 4.27 Verschiedene Drainagepositionierungen
[L264]

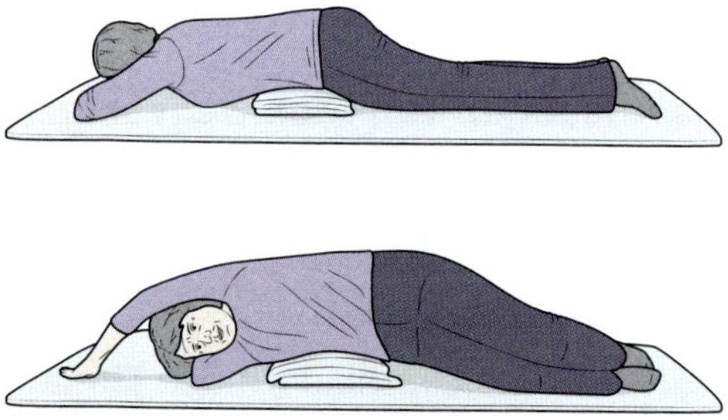

Abb. 4.28 Zwei einfache Drainagepositionierungen für den häuslichen Einsatz. Oben: Bauchlage, zusammengelegte Decke unter der Taille. Unten: Seitenlage, zusammengelegte Decke unter der Taille.
[L264]

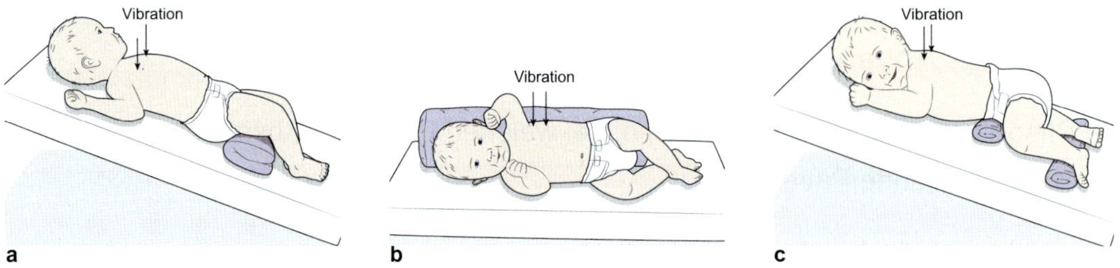

Abb. 4.29 Drainagepositionierung beim Säugling oder Kleinkind: a) Rückenlage mit erhöhtem Oberkörper, b) Seitlage, c) Bauchlage.
[L264]

Wie kann der Patient schonend abhusten?

- Der Patient sitzt mit aufgerichtetem Oberkörper.
- Den Patienten anleiten, durch die Nase einzuatmen. Dann soll er mit kurzen, kräftigen Stößen husten.
- Sekrete im Rachen und Kehlkopf können durch Räuspern nach oben befördert werden.
- Erst wieder husten, wenn sich die Atmung beruhigt hat.

Praxistipp

Patienten **nach operativen Eingriffen im Bereich von Thorax, Bauch und Rücken** husten nicht. Denn sie haben Angst vor Schmerzen. Deshalb ist es wichtig, eine gute Schmerztherapie anzubieten. Und man muss dem Patienten erklären, warum das Abhusten so wichtig ist.
Beim Abhusten nach einer Operation wird ein Gegendruck auf die schmerzende Stelle ausgeübt. Dazu mit der flachen Hand leicht auf die OP-Wunde drücken.

Absaugen von Atemwegssekreten

Das **Absaugen von Atemwegssekreten** ist sehr wichtig, wenn der Patient selbst nicht abhusten kann. Es besteht Lebensgefahr!
Wenn nicht abgesaugt wird, dann staut sich das Sekret in der Lunge. Dadurch entstehen **Atelektasen.**
Die Atelektasen verhindern den **Gasaustausch**. Dadurch entsteht Atemnot. Die Gefahr von Pneumonien steigt.
Das Absaugen nennt man in der pflegerischen Praxis auch: **Bronchialtoilette.**

Bei wem ist Absaugen nötig?

Die Pflegefachperson muss erkennen, bei welchen Patienten Absaugen nötig ist. Oft sind es folgende Patienten:

- Alte oder schwer kranke Menschen, die sehr schwach sind.
- Patienten mit starken Schmerzen. Zum Beispiel bei einer gebrochenen Rippe. Oder nach einer Operation am Bauch oder Brustkorb.

- Patienten mit fehlendem oder wenig vorhandenen Hustenreflex.
- Patienten mit schwerer Bewusstseinseintrübung. Oder wenn sie im Koma liegen.
- Patienten nach *Laryngektomie* (Kehlkopfentfernung).
- Patienten, die im Sterben liegen.
- Patienten mit teilweiser oder totaler Schluckstörung. Zum Beispiel nach Schlaganfall oder bei Erkrankungen der Nerven oder Muskeln.
- Patienten, die sich verschluckt haben. Das Fachwort für Verschlucken ist: **Aspiration**.

Praxistipp

Aspirationsprophylaxe

Prophylaxe = Man wendet Maßnahmen an, sodass Krankheiten oder Notfälle gar nicht erst passieren. Ein anderes Wort ist: Vorbeugung.
Die Aspirationsprophylaxe soll verhindern, dass ein Patient sich verschluckt. Zum Beispiel an seinem Erbrochenem, Speichel oder Sekret.
Bei der Aspiration gelangen diese Stoffe in die Luftröhre. Dort gehören sie nicht hin. Die Folge kann eine schwere Pneumonie sein.

Wann muss man absaugen?

Sie müssen absaugen, wenn

- der Patient dauernd hüstelt und versucht abzuhusten.
- Atemgeräusche hörbar sind, die sich rasselnd oder brodelnd anhören.
- der Patient unruhig ist und dabei Angst hat. Und wenn der Blutdruck und Puls hoch sind und die Gesichtsfarbe blau ist.
- man Sekret in der **Trachealkanüle** sieht.
- der Patient abgeklopft wurde.
- schleimlösende Maßnahmen durchgeführt wurden. Zum Beispiel Inhalieren.
- der Patient umpositioniert wurde. Denn dabei lösen sich Sekrete.
- der Patient danach fragt.

Wie häufig soll abgesaugt werden?

Das kommt darauf an, wie die Situation des Patienten ist. **So oft wie nötig. Aber nicht zu viel. Saugt man zu oft ab, werden die Schleimhäute gereizt. Dadurch wird wieder mehr Sekret hergestellt.**

Wo saugt man ab?

Wie saugt man ab? Das kommt auf die Stelle an, wo man absaugt:

- **Absaugen der oberen Atemwege:** Absaugen von Mundhöhle, Nasenhöhle, Rachen.
- **Absaugen der unteren Atemwege:** Absaugen von Kehlkopf, Trachea, Bronchialsystem.
- **Orales Absaugen:** Absaugen über den Mund.
- **Nasales Absaugen:** Absaugen über die Nase.
- **Endotracheales Absaugen** *(griechisch endo = innen, tracheal = auf die Luftröhre bezogen):* Absaugen aus der Luftröhre.
- Über einen Endotrachealtubus oder eine **Trachealkanüle**.
- **Bronchoskopisches Absaugen:** Absaugen, während die **Atemwege** gespiegelt werden. Das Fachwort für die Atemwegsspiegelung heißt: **Bronchoskopie**.
- **Bronchiallavage:** Kochsalzlösung wird über Tubus, Trachealkanüle oder Bronchoskop eingebracht, um stark eingetrocknetes Bronchialsekret zu lösen.

Womit saugt man ab?

Es gibt verschiedene **Geräte zum Absaugen.**

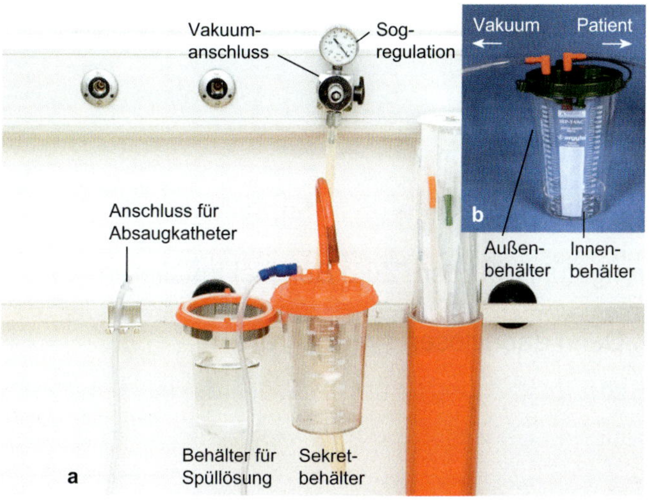

Abb. 4.30 Absauggerät mit zentralem Vakuumanschluss [K183, K115]

In Krankenhäusern werden Absauggeräte über einen zentralen Vakuumanschluss betrieben.
In der ambulanten Pflege und in der stationären Altenpflege sind Elektropumpen mit einem Druck-Sog-Wandler im Einsatz.
Stationäre Absauggeräte müssen immer ans Stromnetz angeschlossen werden.
Tragbare Absauggeräte haben einen Akku.

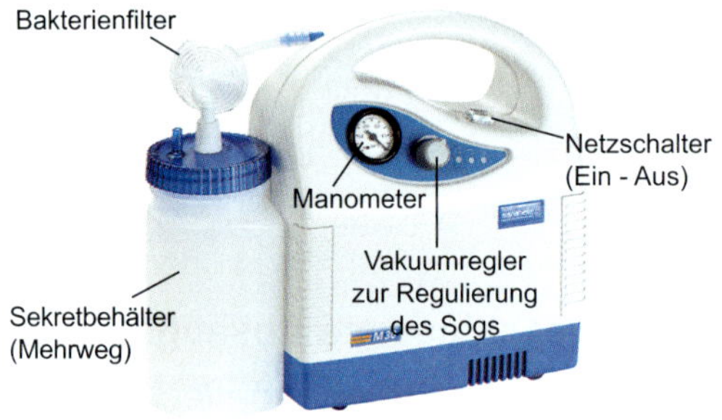

Abb. 4.31 Mobiles Absauggerät [V105]

Absauggeräte sind leicht zu bedienen.
Mithilfe einer Vakuumpumpe im Inneren stellen sie einen Unterdruck her. Das Fachwort heißt: *Sog.*

- Der **Ein-Aus-Schalter** ist oft ein Kippschalter.
- Eine Anzeige zeigt den Unterdruck an.
- Der Sog kann mit einem Drehknopf eingestellt werden.
- Ein **Gefäß** sammelt die abgesaugten Sekrete.
- Ein Filter verhindert, dass Bakterien und Flüssigkeiten in das Gerät eindringen. Dieser Filter muss regelmäßig überprüft werden. Wenn er feucht ist, dann muss er ausgetauscht werden.
- Der **Absaugschlauch** wird an das Absauggerät angeschlossen.
- Der **Fingertip** verbindet Absaugschlauch und Absaugkatheter. Durch ihn lässt sich der Sog herstellen und unterbrechen.

Es gibt verschiedene Arten von **Absaugkathetern**. Es gibt **Standardkatheter**. Sie können sich an der Trachealschleimhaut festsaugen. Deshalb nennt man sie: **traumatische Katheter.** Es kann zu Hämatomen, Ödemen, Entzündungen und Verletzungen kommen. Flüssigkeiten können aber besser abgesaugt werden.
Es gibt atraumatische Katheter. Beim Saugen entsteht ein Luftkissen um die Katheterspitze. Damit wird das Ansaugen an die Schleimhaut verhindert. Und so werden auch Verletzungen verhindert.

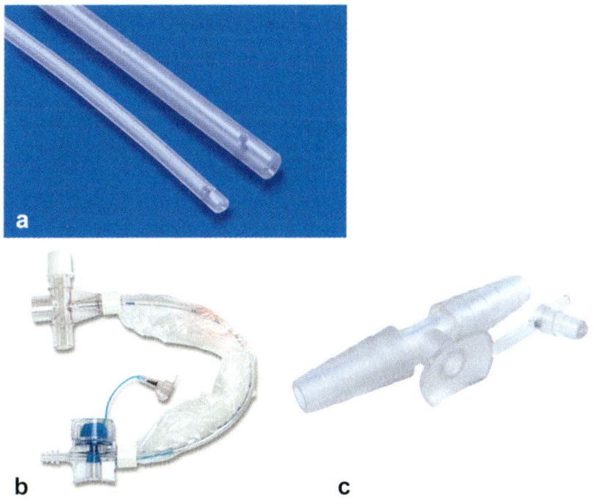

Abb. 4.32 Verschiedene Absaugkatheter: a) Standardkatheter, b) geschlossenes Absaugsystem und c) Fingertip zum Verbinden des Absaugschlauchs mit dem Absaugkatheter. [V223, V638, V090, V394]

Es **gibt geschlossene Absaugsysteme.** Sie werden bei intubierten oder tracheotomierten Intensivpatienten verwendet, die beatmet werden.
Absaugkatheter gibt es in verschiedenen **Größen.** Sie haben verschiedene Farben.
Die Größen werden in **Charrière** (Ch = ⅓ Millimeter) angegeben.
Bei Erwachsenen verwendet man Ch 12 (weiß) oder Ch 14 (grün).

Wie saugt man ab?

Vorbereitung

Zuerst richten Sie die Dinge her, die man zum Absaugen braucht:

- Materialien für die Mundpflege und die Nasenpflege
- Gleitmittel
  - Bei Bedarf mit betäubender Wirkung. Also wenn zum Beispiel über Mund und Nase abgesaugt wird. Das Fachwort für betäubende Wirkung heißt: **anästhesierende** *Wirkung*. Zum Beispiel Xylocain-Gel.
  - **sterile** Kochsalzlösung zum Anfeuchten des Katheters
- Schutzhandschuhe
  - Wenn die unteren Atemwege abgesaugt werden: steriler einzeln verpackter Handschuh.
- Abwurf
- Behälter mit Wasser zum Durchspülen vom Absaugschlauch
- Mund-Nasen-Schutz, Schutzkittel, Schutzbrille bei Infektionsgefahr
- Bei Schichtbeginn prüft man das Absauggerät: Funktioniert alles?

– Absauggerät einschalten.

– Absaugschlauch abknicken oder beide Öffnungen am Fingertip zuhalten. Das Absauggerät muss schnell und ohne Unterbrechung einen Sog aufbauen.

Wie bereitet man den Patienten vor?

Viele Patienten haben Angst beim Absaugen. Deshalb müssen Sie behutsam beim Absaugen sein.

- Den Patienten informieren und erklären, warum man absaugt: Der Patient atmet danach leichter. Aber ehrlich sein: Das Absaugen ist unangenehm.
- Wenn es nötig ist: Den Patienten vor dem Absaugen inhalieren lassen. Damit verflüssigen sich die Sekrete.
- Beim Absaugen über die Nase: schleimhautabschwellende Nasentropfen geben.
- Beim Absaugen über den Mund: vorher Mundpflege durchführen.
- Oberkörper erhöhen. So kann der Betroffene besser abhusten. Wenn das nicht geht: Patienten in Seitenlage bringen. So verringert sich das Risiko einer **Aspiration**, wenn der Patient erbricht.
- Patienten auffordern, beim Absaugen zu husten. So werden die Sekrete in die Trachea befördert.
- Wenn nötig: einige Minuten vor dem Absaugen Sauerstoff verabreichen (**präoxygenieren**).
- Wenn der Patient am Monitor ist: die Werte überwachen.
- Wenn der Patient eine Magensonde hat: Diese unter den Patienten hängen oder öffnen. So vermeidet man, dass der Patient erbricht. Und man vermeidet die Aspiration von zu viel Magensekret.

Das Absaugen über einen Tubus oder eine Trachealkanüle

- Öffnen Sie die Verpackung des Absaugkatheters. Katheter auf den Fingertip stecken.
- Den Absaugschlauch mit dem noch verpackten Katheter ablegen.
- Handschuhe anziehen. Einzeln verpackten sterilen Handschuh über die Arbeitshand ziehen.
- Den Absaugkatheter **steril** aus der Verpackung entnehmen. Also so greifen, dass er steril bleibt.

4

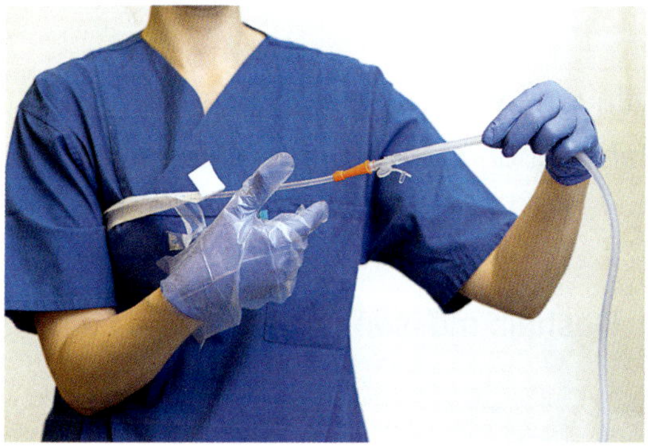

Abb. 4.33 Sterile Entnahme eines Absaugkatheters aus der Verpackung. [K115]

- Entfernen Sie mit der anderen Hand Tubusaufsatz *(feuchte Nase),* Sprechventil oder Beatmungsschlauch vom Tubus oder der **Trachealkanüle**. Auf eine sterile Fläche legen. Zum Beispiel auf die Verpackung des sterilen Handschuhs.
- Den Absaugkatheter vorsichtig in den Tubus oder die Trachealkanüle einführen. Höchstens so weit, bis ein Widerstand spürbar ist.

In der Praxis werden heute nur noch atraumatische Katheter genutzt. Sie sind sicherer für den Patienten.

Der Absaugvorgang:

- Wenn man den Katheter einführt, hört man, wo das Sekret ist. Es hört sich schlürfend an. Wenn man das schlürfende Geräusch hört, führt man den Katheter nicht tiefer ein. Der Fingertip bleibt die ganze Zeit verschlossen. Den Katheter herausziehen.
- Den Absaugkatheter vom Fingertip entfernen.
- Sterilen Handschuh über den Absaugkatheter stülpen, sodass der Katheter ganz im Handschuh verschwindet. Dann wegwerfen.
- Den Absaugschlauch mit Leitungswasser durchspülen.
- Den Absaugschlauch zurück in die Halterung am Absauggerät hängen.
- Die Handschuhe ausziehen. Hygienische Händedesinfektion durchführen.

Patientenbeobachtung beim Absaugen und nach dem Absaugen
Es ist wichtig, dass Sie den Patienten die ganze Zeit beim Absaugen beobachten:

- Kann der Patient abhusten?
- Können die Atemwegssekrete abgesaugt werden?

- Wie sieht das abgesaugte Sekret aus? Welche **Konsistenz** hat es? Zum Beispiel: gelblich, blutig, weißlich, flüssig oder zäh?
- Wie reagiert der Patient auf den Absaugvorgang? Wehrt er sich? Wie ist die Körperhaltung? Akzeptiert er den Vorgang?
- Gibt es Zeichen für Komplikationen? Zum Beispiel: starker Hustenreiz, **Zyanose**, Atemstörungen, Bewusstseinsveränderungen?
- Wie hoch sind Puls und Sauerstoffsättigung während des Absaugens und nach dem Absaugen?

Merkhilfe

- Gehen Sie immer auf den einzelnen Patienten ein. Nicht alle Patienten werden auf die gleiche Weise abgesaugt. Zum Beispiel gibt es hierbei Unterschiede: bei der Absaugtiefe, bei der Länge des Vorgangs oder bei der Größe des Absaugkatheters.
- Der Absaugvorgang muss immer dokumentiert werden.
- Benutzen Sie keine Kraft beim Absaugen. Der Patient kann dabei verletzt werden!

Das Absaugen über Mund und Nase (blindes Absaugen)

Beim Absaugen über Mund und Nase muss eine zweite Pflegefachperson dabei sein. Sie ist beim Patienten und beruhigt ihn.

- Den Absaugkatheter gut gleitfähig machen. Man kann auch Gleitmittel direkt ins Nasenloch einbringen.
- Den Katheter über die Nase flach einführen. (Nicht nach oben stochern!) Oder den Katheter über den Mund einführen. Dann über den Rachen bis zum Kehlkopf vorschieben.
- Den Patienten bitten, ruhig und tief einzuatmen und auszuatmen. Dabei wird der Katheter rasch, aber vorsichtig weitergeschoben. Höchstens, bis man auf einen Widerstand trifft.
- Der Absaugkatheter wird mit dem Absaugschlauch verbunden. Man verschließt den Fingertip. Und man zieht den Katheter unter Sog heraus.

Nach dem Absaugen

- Den Patienten bequem positionieren.
- Vitalzeichenkontrolle.
- Den Absaugvorgang dokumentieren: Reaktionen des Patienten, Menge des Sekrets und Aussehen des Sekrets.

Das Absaugen muss unter der Anleitung einer erfahrenen Pflegefachperson gelernt werden. Das ist wichtig, weil schwere Komplikationen auftreten können. Dazu gehören:

- Infektionen der unteren Atemwege.
- Verschmutzung vom Personal mit Atemwegssekreten und Keimen des Patienten. Das Fachwort dafür heißt: *Kontamination*.
- Verletzungen der Schleimhäute.
- Starker Hustenreiz. Der Patient kann erbrechen. Damit steigt die Aspirationsgefahr.
- Zu niedriger Pulsschlag. Durch Reiz des Vagusnervs.
- Verkrampfung der Bronchomuskulatur und der Kehlkopfmuskulatur. Das Fachwort für Verkrampfung heißt: *Spasmus*.
- Der Tubus oder die Trachealkanüle rutscht heraus.

4.4 Sauerstofftherapie

Die **Sauerstofftherapie** wendet man an, um die Sauerstoffkonzentration im Blut zu erhöhen. Dafür wird der Atemluft Sauerstoff zugefügt.
Medizinischer Sauerstoff *(O_2)* ist ein Arzneimittel. Man darf ihn deshalb nur auf ärztliche Anordnung verabreichen. Der Arzt ordnet an:

- Die Art der Verabreichung. Zum Beispiel über eine Sauerstoffbrille.
- Die Menge. Zum Beispiel 2 Liter in der Minute.
- Die Dauer der Verabreichung. Zum Beispiel: dauerhaft oder bei Bedarf. Das Fachwort für dauerhaft heißt: *kontinuierlich*. Der Bedarf muss genau festgelegt sein. Sauerstoff sollte in beiden Fällen höchstens 2 Stunden gegeben werden.

Notfall

Im Notfall dürfen Pflegefachpersonen auch ohne ärztliche Anordnung Sauerstoff verabreichen. Bis der Arzt eintrifft. Voraussetzung: Die Pflegefachperson ist in den Umgang mit Sauerstoff eingewiesen.

Woher kommt der Sauerstoff?

In Krankenhäusern und modernen Pflegeheimen ist Sauerstoff meistens über einen **zentralen Gasbehälter** verfügbar.
Über Wandanschlüsse im Patientenzimmer entnimmt man den Sauerstoff.
Es gibt auch **Sauerstoffflaschen** oder **Tanks mit Flüssigsauerstoff**. Und es gibt den **Sauerstoffkonzentrator.**
In den Sauerstoffflaschen liegt der Sauerstoff in gasförmiger Form vor.
In den Sauerstofftanks liegt der Sauerstoff in flüssiger Form vor.

4

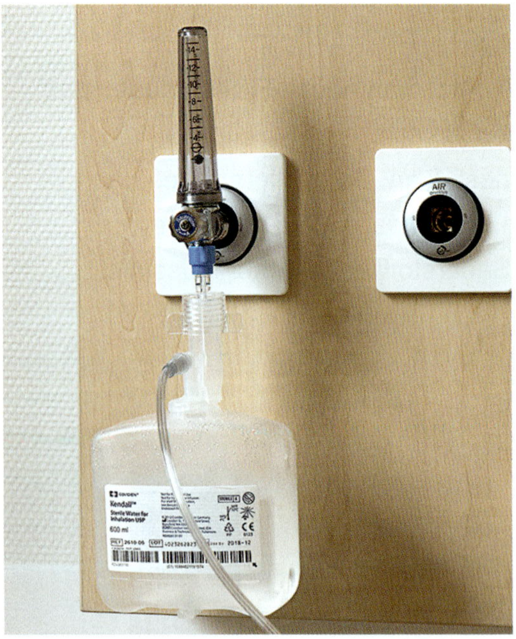

Abb. 4.34 Sauerstoffwandanschluss mit Sauerstoffdurchflussmesser (Flowmesser) und sterilem destilliertem Wasser zur Anfeuchtung
[K115]

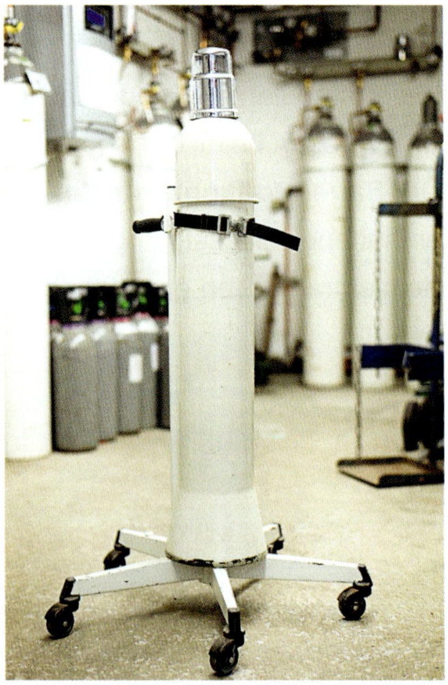

Abb. 4.35 Sauerstoffflasche, 10 l, 200 bar
[K115]

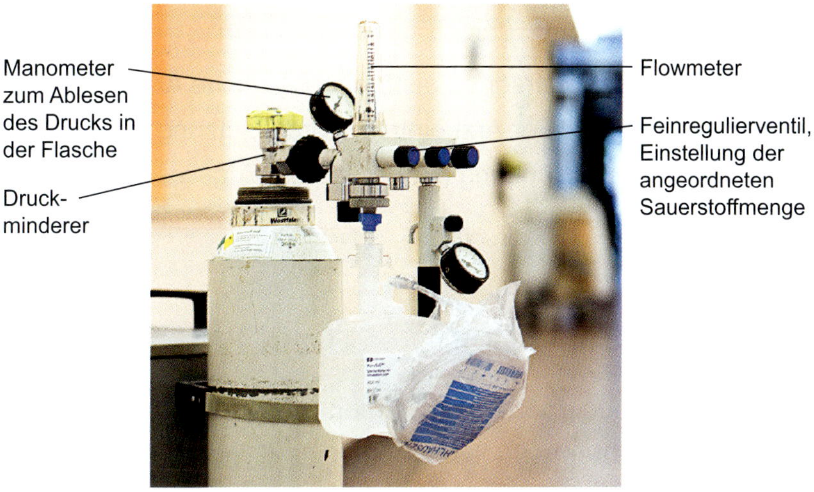

Abb. 4.36 Armatur für Sauerstoffflasche mit Druckminderer, Manometer, Feinregulierventil und Flowmeter
[K115]

Sauerstoffflaschen muss man häufig nachfüllen. Sie brauchen aber keinen Strom. Und sie sind leise. Somit stören die Geräusche den Patienten nicht. Sauerstoffflaschen nutzt man vor allem für den Notfall, für den Transport und als Reserve.
In der ambulanten Pflege und in Altenheimen nutzt man häufig **Flüssigsauerstoff.** Er wird auch beim Transport von Patienten genutzt.
Der **Sauerstoffkonzentrator** saugt Umgebungsluft an. Dann filtert er den darin enthaltenen Stickstoff heraus. Zum Patienten kommt dann Sauerstoff in einer Konzentration von etwa 90–95 Prozent. Der Sauerstoffkonzentrator muss nicht

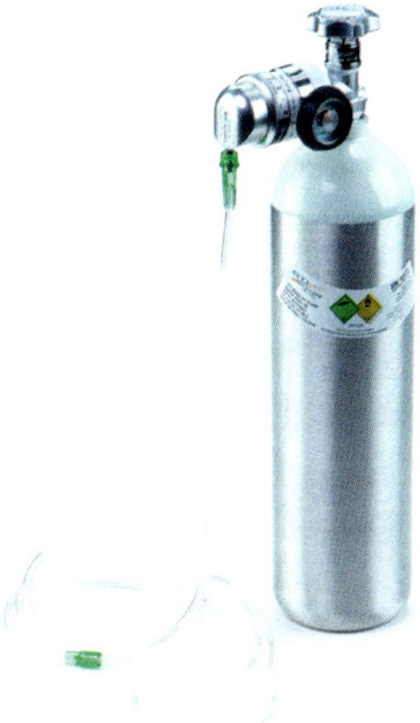

Abb. 4.37 Transportable Sauerstoffflasche 2 l, 200 bar
[V637]

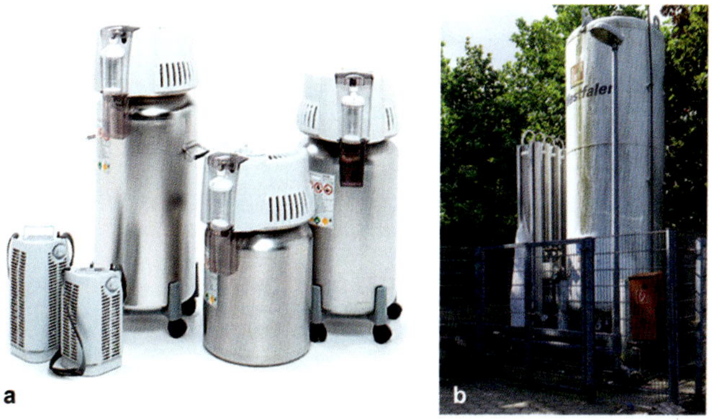

Abb. 4.38 a) Flüssigsauerstofftanks mit verschiedenen Fassungsvermögen und zwei kleine mobile Tanks, sogenannte Scroller. b) Im Vergleich dazu der Sauerstofftank eines Krankenhauses.
[V084, K115]

nachgefüllt werden. Er arbeitet selbstständig, ist einfach in der Bedienung und kostengünstig. Der Sauerstoffkonzentrator braucht Strom. Somit muss der Patient immer in der Nähe bleiben. Und er ist laut, was den Patienten vielleicht stört.

Merkhilfe

Reiner Sauerstoff kann explodieren!
Deshalb ist Folgendes zu beachten:

- Die Flaschen nicht fallen lassen. Beim Transport müssen sie liegen. Oder die Flaschen müssen sicher angekettet stehen.
- Flaschen nur mit geschlossenem Ventil und aufgesetzter Schutzkappe transportieren.
- In der Nähe von Sauerstoff darf man nicht rauchen.
- Die Ventile dürfen nicht mit Fetten oder Ölen in Kontakt kommen – Explosionsgefahr!
- Die Ventile nicht gewaltsam öffnen. Bei Problemen immer den Hausmeister informieren.
- Sauerstoffflaschen nicht in warmen Räumen oder in der Nähe von Heizungen lagern.
- Leere und volle Flaschen immer getrennt voneinander aufbewahren.

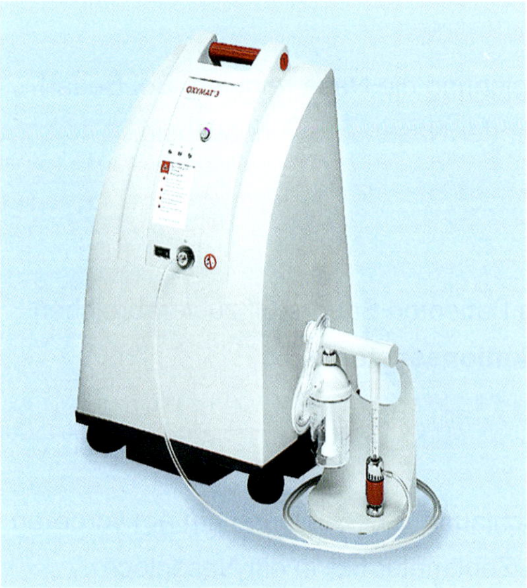

Abb. 4.39 Stationärer Standardsauerstoffkonzentrator [V083]

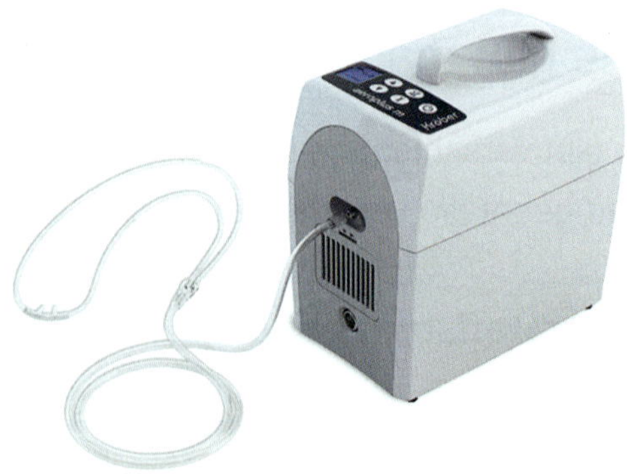

Abb. 4.40 Tragbarer Mikrosauerstoffkonzentrator [V607]

Was muss man bei der Sauerstofftherapie beachten?

Sauerstoff liegt immer trocken vor. Dadurch können Schleimhautschäden entstehen. Man feuchtet den Sauerstoff daher mit destilliertem Wasser an. Es gibt sterile Systeme, zum Beispiel AquaPak®. Die sterilen Systeme leiten den Sauerstoff durch destilliertes Wasser, bevor er zum Patienten gelangt.

Begriffserklärung

Destilliertes Wasser = Wasser ohne Verunreinigungen und Salze.
In der Sauerstofftherapie wird oft der lateinische Name *Aqua destillata* verwendet.

4

Wenn mehr als 6 Liter pro Minute Sauerstoff verabreicht werden, wärmt man den Sauerstoff an. Sonst können Atemstörungen auftreten. Dazu wird das Sterilwassersystem mit speziellen Geräten erwärmt.
Es ist wichtig, dass man immer hygienisch arbeitet. So vermeidet man nosokomiale Infektionen der Atemwege:

- Hygienische Händedesinfektion vor jeder Berührung mit dem System.
- Sauerstoffbefeuchtung nur mit sterilem Aqua destillata.
- Sauerstoffbefeuchter müssen während des Einsatzes bei einem Patienten alle 48 Stunden erneuert werden. Ausnahme: Ein steriler AquaPak darf benutzt werden, bis er leer ist. Eine Aufbereitung ist natürlich auch vor dem Einsatz bei einem anderen Patienten notwendig.
- Der Patient sollte vor der Sauerstoffverabreichung die Nase reinigen. Bei Bedarf ist die Verwendung schleimhautabschwellender Nasensprays notwendig.

Wie gibt man den Sauerstoff?

Es gibt verschiedene Möglichkeiten, um dem Patienten Sauerstoff zu verabreichen. Man nennt die verschiedenen Geräte: **Applikationssysteme**.

Sauerstoffsonde oder Nasensonde

Die **Sauerstoffsonde** ist ein dünner Plastikschlauch. Der Schlauch hat am vorderen Ende ein Schaumstoffpolster. Es wird etwa 1 Zentimeter tief in ein Nasenloch eingeführt. Die Sonde wird an der Nase oder der Wange mit einem Pflaster befestigt. Die Sonde stört den Patienten meistens nicht.

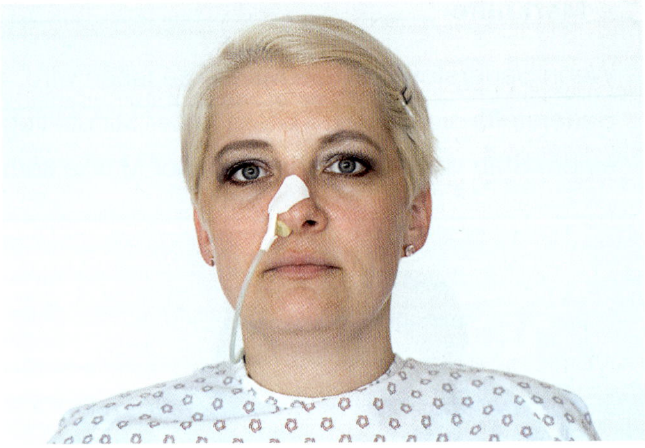

Abb. 4.41 Patientin mit Sauerstoffsonde [K115]

Sauerstoffbrille

Die **Sauerstoffbrille** wird häufig eingesetzt, wenn der Patient **lange Sauerstoff** braucht. Das nennt man: **Langzeit-Sauerstoffgabe**. Am Schlauchende befinden sich Löcher, aus denen Sauerstoff fließt. Dieses wird in die Nasenlöcher eingeführt. Die Schlaufen der Brille werden wie Ohrenbügel hinter die Ohren und unter das Kinn geführt. Sie müssen strammgezogen werden. Und sie müssen mit einem Kunststoffring festgemacht werden. Patienten mögen die Sauerstoffbrille oft nicht. Sie fühlt sich unangenehm an. Bei langem Tragen können Druckstellen in der Nase und hinter den Ohren entstehen.

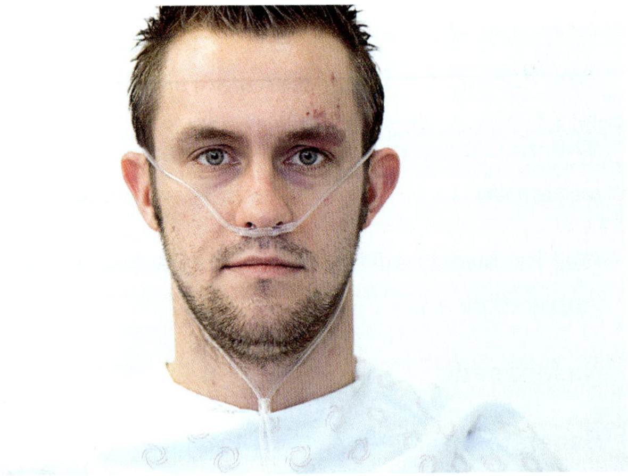

Abb. 4.42 Patient mit angelegter Sauerstoffbrille [K115]

Sauerstoffmaske

Eine **Sauerstoffmaske** wird auf Mund und Nase aufgesetzt. Sie wird mit einem Gummiband am Hinterkopf festgemacht. Die ausgeatmete Luft strömt durch seitliche Löcher in der Maske heraus. Viele Patienten fühlen sich durch die Maske eingeengt. Sie stört beim Sprechen, Essen und Trinken.

Merkhilfe

Wenn Sauerstoff über die Maske gegeben wird, dann darf die Zufuhr des Sauerstoffs nicht unter 5 Litern in der Minute liegen. Es kann sonst zu einem Stau von **Kohlendioxid** in der Maske kommen.

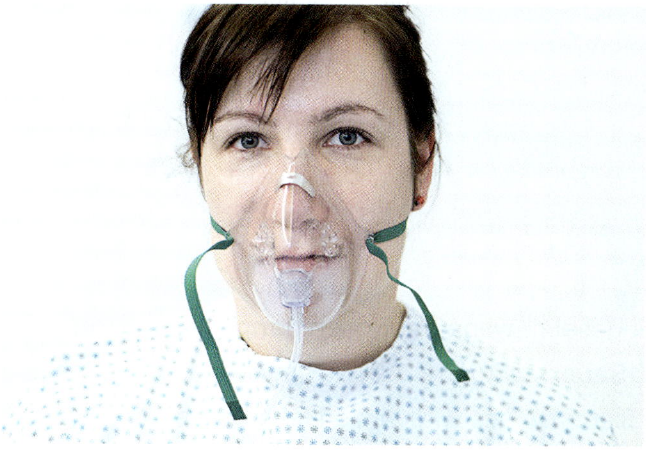

Abb. 4.43 Patientin mit Sauerstoffmaske [K115]

Welches System verwendet man?

Bei der Auswahl des **Applikation**ssystems muss immer auf die Bedürfnisse des Patienten geachtet werden. Außerdem hängt die Auswahl davon ab, wie viel Sauerstoff der Patient braucht.

Tab. 4.2 Art der Sauerstoffverabreichung und Konzentration des Sauerstoffs

Welches System wird verwendet?	Wie viele Liter Sauerstoff fließen pro Minute?	Wie viel Sauerstoff kommt beim Patienten an?
Das Fachwort heißt: *Applikationsart*.	Das Fachwort heißt: *Flow*.	Das Fachwort heißt: *Sauerstoffkonzentration*.
Nasensonde	1–4 Liter	30–40 Prozent
Sauerstoffbrille	1–6 Liter	40–50 Prozent
Einfache Sauerstoffmaske	5–10 Liter (mindestens 5 Liter)	40–60 Prozent
Sauerstoffmaske mit Behälter (Reservoir)	6–10 Liter	80 Prozent

Wie überwacht man den Patienten?

Alle Patienten mit einer Sauerstofftherapie müssen regelmäßig **überwacht und beobachtet** werden:

- Wie sind die Werte? Vitalzeichenkontrolle: Atmung, Puls und Blutdruck.
- Wie ist die Bewusstseinslage? Ist der Patient unruhig, schläfrig, ist ihm schwindelig? Spricht er verwaschen?
- Wie ist die Hautfarbe des Patienten? Hat er blaue Lippen, Finger, Gesichtsfarbe?
- Hat der Patient Druckstellen durch die Sonde oder Maske? Oder andere Verletzungen?
- Wie sieht die Nasenschleimhaut und die Mundschleimhaut aus? Ist sie feucht oder trocken? Sieht man Verletzungen?
- Ist die Dosierung des Sauerstoffs richtig? Ist sie so, wie der Arzt sie angeordnet hat? Kontrollieren Sie die Liter pro Minute und die Sauerstoffkonzentration in Prozent.
- Sitzt die Maske oder Sonde richtig? Ist genug Sauerstoff in der Sauerstoffflasche? Ist genug Aqua destillata im Behälter?

Notfall

Bei Patienten mit chronisch-obstruktiver Atemwegserkrankung (**COPD**) muss man bei der Sauerstoffgabe vorsichtig sein. Es besteht die **Gefahr einer Atemlähmung**.
Das erkennt man daran, dass der Patient nicht mehr richtig bei Bewusstsein ist.
Die Sauerstoffzufuhr muss dann sofort abgestellt werden. Und der Arzt muss informiert werden.

Menschen mit COPD sind an einen dauerhaften hohen Kohlendioxidgehalt im Blut gewöhnt. Ein hoher Kohlendioxidgehalt lässt bei ihnen keinen Atemanreiz mehr zu. Sondern nur ein Sauerstoffmangel.
Wenn diese Patienten nun Sauerstoff bekommen, steigt der Sauerstoffgehalt im Blut an. Der Atemanreiz fällt dadurch weg. Die Atmung wird immer oberflächlicher und langsamer. Es wird immer weniger **Kohlendioxid** abgeatmet.
Steigt Kohlendioxid im Blut, dann kann eine Narkose mit Atemstillstand auftreten. Diese erkennt man oft nicht sofort. Wenn man sie nicht behandelt, dann stirbt der Patient.

Daher muss man darauf achten, wie der Bewusstseinszustand des Patienten während einer Sauerstofftherapie ist.
Trübt der Patient ein? Dann kann es sein, dass der Kohlendioxidgehalt im Blut zu hoch ist. Die Sauerstoffzufuhr muss sofort abgeschaltet werden. Und man muss den Arzt informieren.

Wie kann man feststellen, ob der Patient genug Sauerstoff bekommt?

Die **Blutgasanalyse** ist eine Überwachungsmaßnahme. Neben dem Sauerstoffgehalt zeigt sie auch andere Blutwerte an.
Bei der Blutgasanalyse erkennt man Folgendes: wie der **Gasaustausch** in der Lunge ist und wie die Säure-Basen-Situation im Körper ist. Somit eignet sie sich zur Überwachung einer Sauerstofftherapie. Die Blutgasanalyse wird durch die Blutabnahme aus einer Arterie bestimmt. Oder aus dem Kapillarblut vom Ohrläppchen. Die Blutgasanalyse führt man auf Intensivstationen regelmäßig durch.
Für die Normalstation, die Altenpflege oder die ambulante Pflege eignet sich besonders die **Pulsoxymetrie**. Sie kann leicht durchgeführt werden.
Sie misst den Puls. Und sie misst auch die arterielle Sauerstoffsättigung im Blut (SaO_2). Diese gibt an, wie viel Prozent des Hämoglobins mit Sauerstoff gesättigt ist. Der Normwert ist: 95–99 Prozent. Der Kohlendioxidgehalt im Blut lässt sich damit nicht bestimmen.
Die Pulsoxymetrie misst die arterielle Sauerstoffsättigung durch die Haut.
Das Fachwort für Messungen **durch die Haut** heißt: *transkutan*.
Damit kann man die Sauerstoffversorgung des Patienten ermitteln. Technisch ist die Messung sehr einfach: Eine Lichtquelle schickt rotes und infrarotes Licht durch gut durchblutetes Gewebe. Ein gegenüberliegender Fotodetektor misst das nicht aufgenommene Licht. Ein kleiner Computer errechnet daraus die Sauerstoffsättigung.

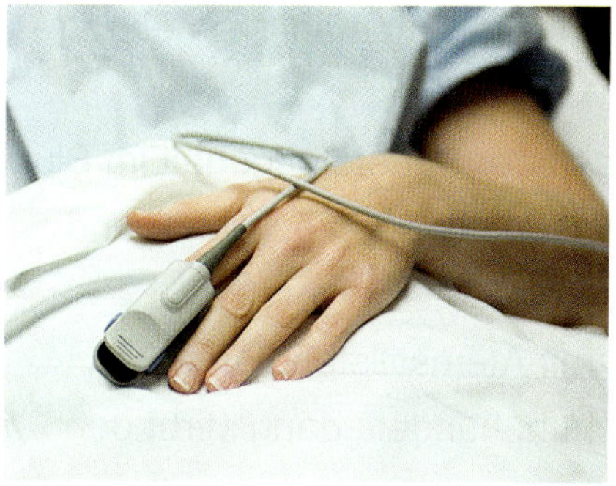

Abb. 4.44 Pulsoxymeter mit einem Sensor für die Messung am Finger
[J787]

Für die Messung gibt es unterschiedliche Sensoren: Clipsensoren oder Klebesensoren. Man misst an den Ohrläppchen, am Finger oder an den Zehen. Die Ergebnisse können falsch sein bei:

- schlechter arterieller Durchblutung. Zum Beispiel bei Kälte oder im Schock.
- Bewegung.
- zu starkem Druck auf dem Sensor.
- Blutdruckmessung am selben Arm.
- Ikterus (gelber Hautfarbe), Nagellack, Schmutz und anderen Verfärbungen.

Praxistipp

Die Position des Sensors wird alle 3 bis 4 Stunden verändert, um Druckstellen zu vermeiden.

5 Umgang mit Tracheostoma und Trachealkanülen

Begriffserklärung

Tracheotomie und Tracheostomie

Trachys ist griechisch und bedeutet: rauer Schlauch **(= Luftröhre)**.

Tome bedeutet Schnitt **(= Luftröhrenschnitt)**.

Die Tracheotomie ist also die Eröffnung der Trachea im vorderen Halsbereich.

Im Notfall wird ein Schnitt gemacht. Zum Beispiel nach einem Insektenstich im Mund. Diesen Schnitt nennt man: *Koniotomie*. Nicht Tracheotomie.

Die Öffnung, die durch eine Tracheotomie entsteht, nennt man: **Tracheostoma**.

Das Tracheostoma kann für kurze Zeit oder dauerhaft angelegt sein.

Stoma bedeutet: **Mund, Öffnung.**

Wenn der Kehlkopf komplett entfernt wird, dann nennt man das: *Laryngektomie*. *Larynx* ist griechisch und bedeutet: **Kehle.**

Die Speisewege und die Atemwege werden für immer getrennt. Dies macht man in einer Operation. Der Patient bekommt ein Tracheostoma. Das Tracheostoma bleibt sein ganzes Leben lang.

Damit das Tracheostoma offen bleibt, gibt es **Trachealkanülen**. Mit den Trachealkanülen kann man den Patienten auch beatmen. Mit einem Aufsatz kann er sprechen. Und es kann Sauerstoff verabreicht werden. Den Aufsatz zur Sauerstoffgabe nennt man: **feuchte Nase**.

5.1 Trachealkanülen

Trachealkanülen gibt es in unterschiedlichen Materialien und Ausführungen. Es gibt die Standardkanüle. Und es gibt Kanülen für besondere Therapiezwecke und Patientensituationen. Trachealkanülen sollten immer auf den einzelnen Patienten abgestimmt sein. Besonders wenn es sich um einen Langzeitkanülenträger handelt.

Der Arzt entscheidet, welche Trachealkanüle der Patient bekommt. Er passt sie auch an.

Wie ist eine Trachealkanüle aufgebaut?

Kanülen sind immer gleich aufgebaut. Sie bestehen aus:

- **Kanülenrohr**.
- **Kanülenschild.** Das Kanülenschild wird auch Flansch genannt. Hier wird das Halteband befestigt. Es ist starr oder beweglich mit der Kanüle verbunden.
- Außenbogen vom Kanülenschild bis zur Kanülenspitze. Er bestimmt die **Länge der Kanüle**.
- **Cuff:** aufblasbare Manschette oberhalb der Kanülenspitze.
- **Innendurchmesser**. Er wird in Millimetern angegeben und bestimmt die Größe. Das bedeutet: Eine Trachealkanüle Größe 8 hat einen Innendurchmesser von 8 Millimetern.
- **Außendurchmesser**. Er wird in Millimetern angegeben. Der Außendurchmesser wird größer, wenn die Materialdicke der Kanüle größer wird.

5

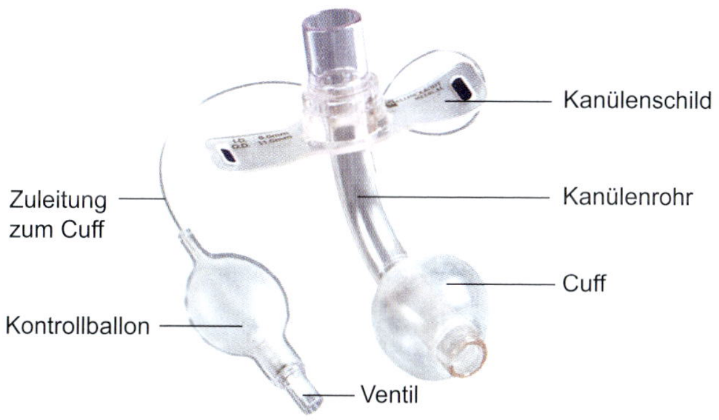

Abb. 5.1 Trachealkanüle mit Cuff [U244]

Was ist der Unterschied zwischen einer Kanüle ohne Cuff und einer Kanüle mit Cuff?

Kanülen ohne Cuff

Trachealkanülen ohne Cuff können mit oder ohne Innenkanüle verwendet werden. Die Innenkanüle nennt man auch: *Inlet oder Seele.*
Die Innenkanüle kann man zum Reinigen entfernen. Die Außenkanüle bleibt in der Trachea. Das ist bei instabilen Tracheostomapatienten praktisch. Die Trachealschleimhaut wird weniger gereizt.

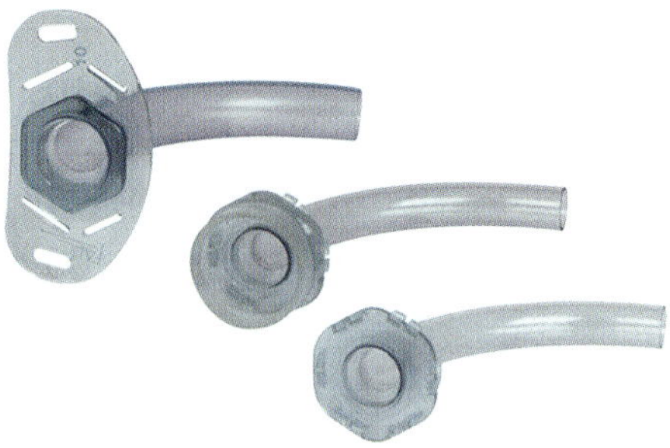

Abb. 5.2 Trachealkanüle ohne Cuff (links). Zwei Innenkanülen mit Universalaufsatz (rechts).
[V394]

Kanülen ohne Cuff nimmt man, wenn die Trachea nicht abgedeckt werden muss. Zum Beispiel bei Beatmungen oder Aspirationsgefahr. Die Kanüle ist dann praktisch zum:

- Offenhalten des Tracheostomas
- reizarmen Absaugen
- Verabreichen von Sauerstoff
- Aufsetzen einer feuchten Nase
- Verwenden eines Sprechventils

Die meisten tracheotomierten Patienten tragen eine Kanüle ohne Cuff.

Kanülen mit Cuff

Der **Cuff** ist eine aufblasbare Manschette. Diese ist kurz oberhalb der Kanülenspitze. Über einen Schlauch wird der Cuff geblockt. Ein Ventil hält die Luft im Cuff. Mit einem kleinen Ballon kann man kontrollieren, wie viel der Cuff gefüllt ist.

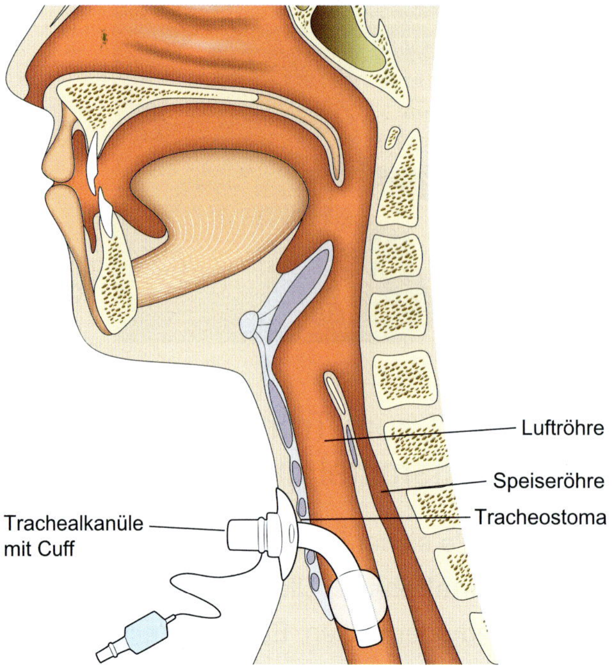

Abb. 5.3 Lage und Querschnitt eines Tracheostomas. Hier mit geblockter Trachealkanüle.
[L264]

Wann verwendet man eine Kanüle mit Cuff?

- **Zur Aspirationsprophylaxe:** Verschluckte Nahrung, Erbrochenes, Sekrete aus den oberen Atemwegen verbleiben oberhalb vom Cuff. Sie gelangen nicht in die Lunge. Der Cuff ist aber nicht 100-prozentig dicht. So können dünnflüssige Sekrete und Magensaft doch am Cuff vorbei in die unteren Atemwege gelangen. Das nennt man: *Mikroaspiration oder stille Aspiration*.

- **Zur Beatmung:** Die Trachea wird durch den geblockten Cuff abgedichtet. Ein seitliches Ausströmen der Luft wird verhindert. Es gibt Langzeit-Beatmungspatienten, die ohne geblockte Kanüle beatmet werden. Manche von ihnen nutzen die an der Kanüle vorbeiströmende Luft zum Sprechen.

Welche Gefahr droht bei Cuffs?

Die Trachealschleimhaut kann Druckschäden bekommen. Vor allem bei dauerhafter Blockung. Die Gefahr ist immer da, wenn der Cuffdruck höher ist als der Druck der Durchblutung an der Trachealwand.
Das Fachwort für den höheren Druck der Durchblutung als der Cuffdruck heißt: *kapillärer Perfusionsdruck*.
Darum messen Pflegefachpersonen mehrmals am Tag den Druck im Cuff. Das macht man über einen Cuffdruckmesser.
Der Cuffdruck soll nicht größer als 20–25 cmH_2O sein.

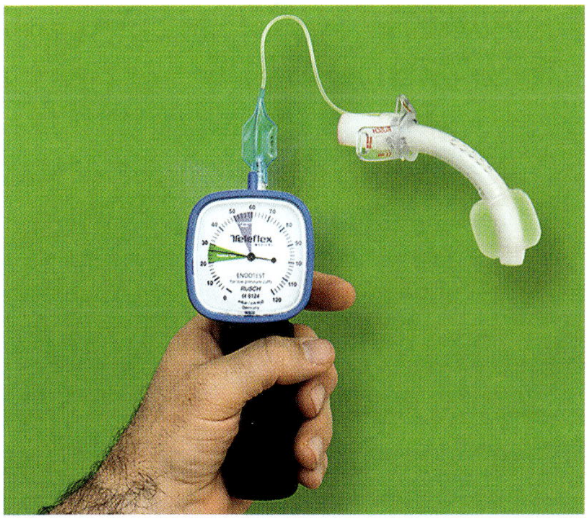

Abb. 5.4 Messen des Cuffdrucks mit einem Cuffdruckmesser [K115]

Was gehört zum Tracheostoma dazu? Welche Hilfsmittel gibt es?

Um die Kanüle sicher im Tracheostoma zu befestigen, braucht man ein **Kanülenhalteband.** Diese Bänder gibt es in verschiedenen Größen und Farben, mit Klettband oder Haken. Es sollte immer beachtet werden, welche Bedürfnisse der jeweilige Patient hat.

Außerdem braucht man **Trachealkompressen.** Sie nehmen Trachealsekrete auf. Und sie polstern das Kanülenschild ab. Wenn beides nicht notwendig ist, dann kann auch auf eine Trachealkompresse verzichtet werden. Alle Kompressen sind fusselfrei. Sie bleiben auch in feuchtem Zustand stabil. Sie haben in der Mitte eine Öffnung, durch die die Kanüle geführt wird. Eine geschlitzte Kompresse ermöglicht den Kompressenwechsel, ohne dass die Kanüle entfernt werden muss.
Weitere Hilfsmittel sind: das **Stomaöl, Stomareinigungstücher** und der **Stomahautschutzfilm.**

Praxistipp

Niemals eine Mullkompresse durch Einschneiden zu einer Trachealkompresse machen. Es können sich einzelne Mullfäden lösen und ins Tracheostoma gelangen.

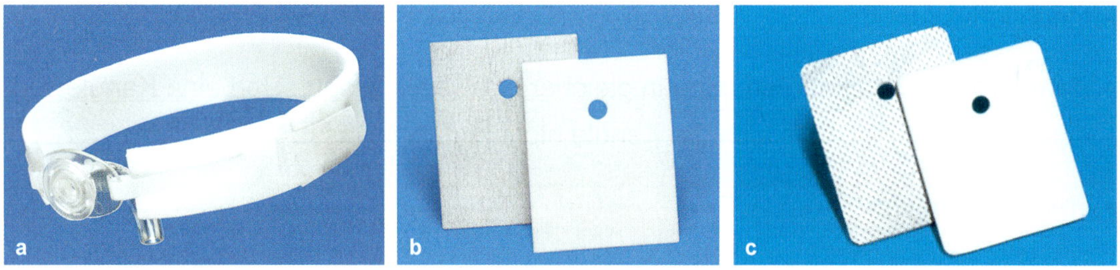

Abb. 5.5 Ein Kanülenhaltebändchen und verschiedene Trachealkompressen:
a) Kanülenhalteband mit Klettverschluss, b) Trachealkompresse aus Vlies,
c) Trachealkompresse mit Aluminiumbedampfung (Metalline®, Tracheo-Kompresse)
[V638]

Wie wechselt man eine Trachealkanüle?

Den ersten **Trachealkanülenwechsel** nach der Tracheotomie führt der Arzt durch. Wenn es keine Probleme beim Wechsel gibt, dann führt die nächsten Wechsel eine erfahrene Pflegefachperson durch. In der außerklinischen Intensivpflege ist es Aufgabe der Pflegefachperson. Außerdem sollte jede Pflegefachperson den Kanülenwechsel können. Dann kann sie beim versehentlichen Herausrutschen der Kanüle sicher handeln.

Wann wechselt man eine Trachealkanüle?

Gründe für den Wechsel einer Trachealkanüle sind:

- verlegtes Innenlumen
- Wechsel auf einen anderen Kanülentyp

- undichter Cuff
- versehentliches Herausrutschen der Kanüle
- Erreichen der Höchst-Liegezeit nach Angabe des Herstellers. Diese ist meistens nach 28 bis 29 Tagen erreicht.

Was macht man vor dem Wechseln?

Zuerst die neue Trachealkanüle bereitlegen. Bei einer Kanüle mit Cuff muss geprüft werden, ob der Cuff dicht ist.
Wird eine Einführhilfe verwendet? Dann muss die Pflegefachperson verstehen, wie die Einführhilfe nach dem Einführen entfernt wird. Bei verstellbarem Kanülenschild wird dieses in die richtige Stellung gebracht und festgemacht.
Die neue Kanüle muss immer **steril** bleiben!

Materialien:

- 2 weitere Trachealkanülen: eine in gleicher Größe als Ersatz. Und eine Kanüle eine Größe kleiner, falls sich die Kanüle nicht einführen lässt.
- Trachealspreizer
- Beatmungsbeutel mit Beatmungsmaske
- bei Kanülen mit Cuff: 20-Milliliter-Spritze zum Entblocken und Blocken
- Absauggerät und Absaugkatheter
- wasserlösliches Gleitmittel oder eine Kochsalzlösung, bei Bedarf Stomaöl
- Händedesinfektionsmittel
- alles zur Stomareinigung
- Schutzhandschuhe
- Trachealkompresse und Halteband
- Taschenlampe
- Stethoskop
- Notfallmedikamente. Zum Beispiel Bronchospasmolytikum.
- Materialien zum Abkleben des Tracheostomas: Mullkompressen und Pflaster
- Abwurf

Wie wechselt man die Trachealkanüle?

Beim Trachealkanülenwechsel haben viele Patienten Angst.
Pflegefachpersonen nehmen diese Angst immer ernst. Sie sind einfühlsam und zeigen Sicherheit. Die Wünsche und die jeweilige Situation des Patienten müssen immer beachtet werden.
Ein geplanter Trachealkanülenwechsel wird am besten von zwei Pflegefachpersonen durchgeführt. Vor allem bei einer Kanüle mit **Cuff**. Und bei beatmeten Patienten.
So kann ein möglicher Ablauf aussehen:

- Den Patienten etwa 3 Stunden vor dem Wechsel nüchtern lassen. Vor allem, wenn starkes Husten mit Erbrechen zu erwarten ist. Bei Bedarf Magensondenbeutel anschließen und öffnen.
- Pulsoxymeter anschließen.
- Bei Bedarf 3–5 Minuten 100-prozentigen Sauerstoff verabreichen, um eine „Sauerstoffreserve" zu schaffen. Das Fachwort für Sauerstoff vor einer Untersuchung verabreichen heißt: **präoxygenieren**.
- Mund-Rachen-Raum absaugen.
- Mundpflege durchführen.
- Die Lunge abhören, um einen Vergleich zum Abhören nach dem Kanülenwechsel zu haben.
- Die alte Trachealkompresse entfernen.
- Den Mundbereich absaugen.
- Reinigung und Desinfektion des Tracheostomas beim beatmeten Patienten. Bei nicht beatmeten Patienten reinigt man, nachdem die alte Kanüle entfernt worden ist.
- Das Kanülenhalteband von der Kanüle lösen.
- Den Cuff entblocken. Die Kanüle unter gleichzeitigem Absaugen entfernen.
- Bei nicht beatmeten Patienten: Tracheostoma reinigen. Mit einer Taschenlampe ausleuchten und beurteilen.
- Die neue Kanüle vorsichtig einsetzen. Die Kanüle gerade oder leicht schräg mit einer leichten Drehbewegung in die richtige Stellung bringen.
- Falls sie benutzt wurde: Die Einführhilfe entfernen.

5

- Den Cuff blocken. Wenn nötig: Beatmung anschließen.
- Die Trachealkompresse anlegen.
- Das Halteband schließen. 2 Finger sollen unter dem Halteband Platz haben. Bei Bedarf: Polsterung mit Kompressen.
- Die Innenkanüle einsetzen.
- Den Cuff in den nächsten Minuten regelmäßig kontrollieren.

Praxistipp

Was tun, wenn man eine neue Kanüle nicht einsetzen kann?

- Kleinere Kanüle nehmen.
- Mit einem Trachealspreizer den Stomakanal erweitern und versuchen, die Kanüle einzuführen.

Wenn das nicht funktioniert:

- Tracheostoma abdecken und abkleben.
- Beim Beatmungspatienten mit der Maskenbeatmung beginnen.
- Hilfe holen.

Wie versorgt man den Patienten nach dem Wechsel?

- Den Patienten eine Weile in der Oberkörperhochlage lassen.
- Den Cuff in den nächsten Minuten regelmäßig kontrollieren.
- Die Lunge abhören.
- Vitalzeichenkontrolle.
- Beobachtung der Atmung.
- Dokumentation des Kanülenwechsels. Notieren, ob es Probleme gab oder nicht.
- Die Identifikationsnummer der Trachealkanüle auf das Dokumentationsblatt kleben.

Wie pflegt man ein Tracheostoma?

Es gibt unterschiedliche Meinungen darüber, wie oft und wie **steril** man ein Tracheostoma pflegen sollte.
Jede Einrichtung hat geregelte Vorgaben. Dies nennt man: einen **Standard.** Hier kann man nachlesen, wie man einzelne Schritte durchführen sollte.
Aber nicht jede Situation kann in einem Standard beschrieben sein. Die Pflegefachperson muss immer die individuelle Situation einschätzen.
Daraufhin wählt sie geeignete Maßnahmen aus. Die Maßnahmen müssen in der Pflegedokumentation aufgeschrieben werden. Sie müssen von anderen verstanden werden, die nicht dabei waren. Vor allem Langzeit-Tracheotomierte oder Patienten in der außerklinischen Intensivpflege haben oft eigene Erfahrungen und Bedürfnisse.

Was will man mit der Tracheostomapflege erreichen?

- Vorbeugen von Hautschäden und Wundinfektionen.
- Behandlung und Heilung von Hautschäden und Wundinfektionen.
- Vorbeugen von Druckschäden.
- Sicherung der Trachealkanüle, damit sie nicht herausrutschen kann.

Wie läuft die Tracheostomapflege ab?

Bei einem neuen Tracheostoma wird ein **aseptischer** Verbandwechsel gemacht.

- Wenn die Wunde abgeheilt ist und ein Stomakanal nach 2–4 Wochen da ist, dann braucht man keinen aseptischen Verbandwechsel mehr. Es reicht, mit einem sauberen Waschlappen und Mullkompressen zu reinigen.
- Eine **antiseptische** Behandlung macht man dann nur noch bei infizierten Wunden. Man muss um das Tracheostoma herum nicht mehr desinfizieren. Zum Reinigen reichen: Kochsalzlösung, Stomareinigungstücher oder auch Leitungswasser. So bleibt auch die **Keimflora** der Haut erhalten. Sie hält auf normale Weise krankhafte Keime ab.
- Die Haut um das Tracheostoma kann sehr feucht sein, weil Sekrete austreten. Dann besteht die Gefahr, dass die Haut aufweicht. Das nennt man: **Mazeration**. Daraus kann sich eine Infektion der Haut entwickeln. Hier helfen Hautschutzprodukte. Zum Beispiel Cavilon®. Sie halten die Feuchtigkeit von der Haut fern.

- Bei Hautreizung oder sehr trockener Haut kann Stomaöl die Haut pflegen. Oder eine dünn aufgetragene Wundsalbe und Heilsalbe. Zum Beispiel Calendumed®-Creme.

Trachealkanülen immer nur bei einem Patienten benutzen.

6 Asthma

6.1 Was ist Asthma?

Begriffserklärung

Asthma bronchiale ist eine chronisch-entzündliche Erkrankung der Atemwege. Das Leitsymptom sind immer wiederkehrende Atemnotanfälle. Das Fachwort für immer wiederkehrende Symptome heißt: **rezidivierend**.

6.2 Welche Ursachen hat Asthma?

Beim **Asthma** sind die Atemwege chronisch entzündet. Dadurch wird das Bronchialsystem überempfindlich. Das Fachwort für das überempfindliche Bronchialsystem heißt: **bronchiale Hyperreaktivität**.
Das bedeutet: Die glatte Bronchialwandmuskulatur reagiert viel zu stark auf die verschiedenen Auslöser. Und gleichzeitig schwillt die Bronchialschleimhaut an. Die Schleimhautdrüsen produzieren zu viel und zu zähes Bronchialsekret. Dadurch verengen sich die Atemwege. Das nennt man: **obstruktive Ventilationsstörung**.
Darum entsteht ein Atemnotfall.
Man unterscheidet zwei Formen von Asthma: Das **extrinsische** Asthma und das **intrinsische** Asthma. Extrinsisch ist das Fachwort für: von außen. Intrinsisch ist das Fachwort für: von innen.
Das extrinsische Asthma wird auch als **exogen-allergisches** Asthma bezeichnet.
Das intrinsische Asthma wird auch als **nicht-allergisches** Asthma bezeichnet.

6.3 Wie erkennt man Asthma?

Hauptsymptome sind immer **wiederkehrende Atemnotanfälle**. Am Anfang mit Hustenreiz. Oft ist die Ausatmung erschwert und länger. Manchmal hört man auch ein Geräusch beim Ausatmen. Das nennt man: **Stridor**.

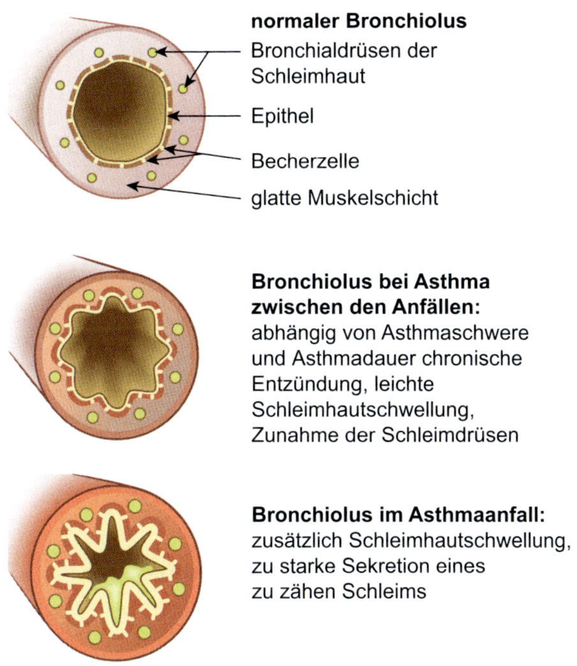

Abb. 6.1 Oben: Bronchiolus eines Gesunden. Unten: bei Asthma bronchiale. [L255]

Tab. 6.1 Unterschied zwischen extrinsischem Asthma und intrinsischem Asthma

	Extrinsisch	**Intrinsisch**
Auslöser für den Anfall	Allergene. Zum Beispiel Pollen oder Hausstaubmilben.	Ungenaue Reize. Zum Beispiel Infekte, Anstrengung, Kälte.
Veranlagung in den Genen. Das Fachwort heißt: **Genetische Disposition**.	hoch	wenig
Allergietest	positiv	negativ
Wann tritt die Erkrankung das erste Mal auf? Das Fachwort heißt: **Erstmanifestation**.	oft bei Kindern	oft bei Erwachsenen

Sport und manchmal sogar Sprechen sind sehr anstrengend.
Patienten sitzen oft mit aufgestützten Armen. So können sie die Atemhilfsmuskulatur besser einsetzen.
Beim Abhören sind **Rasselgeräusche** hörbar: *Pfeifen, Giemen, Brummen.*

6.4 Welche Diagnostik wird gemacht?

Zuerst wird eine Lungenfunktionsprüfung gemacht.
Eine Kontrolle der Lungenfunktion kann durch das Peak-Flow-Meter durchgeführt werden. Es misst den höchsten Luftstrom beim starken Ausatmen.

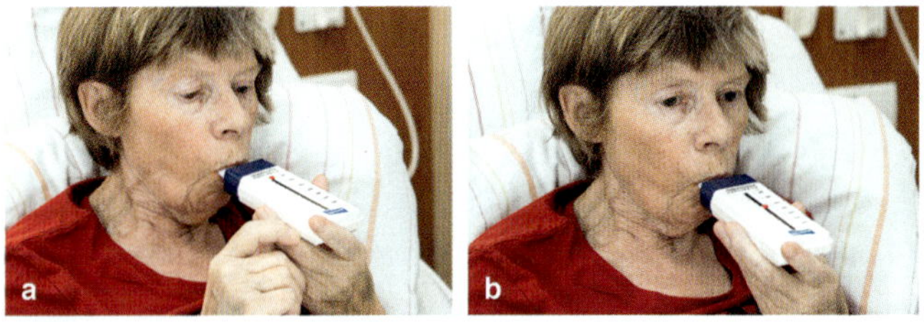

Abb. 6.2 Peak-Flow-Meter. a) Wichtig: Gerät waagerecht halten. Zeiger auf 0 stellen.
b) Nach tiefer Einatmung schnell und kräftig in das Gerät ausatmen, der Zeiger bewegt sich dann entsprechend der Atemstromstärke. Deshalb während der Messung den roten Zeiger nicht berühren.
[K115]

Außerdem bestimmt man die Allergene. Oft wird noch ein Röntgenbild gemacht.

6.5 Welche Komplikationen können auftreten?

Als Komplikation können bei Asthma auftreten:

- die **respiratorische Insuffizienz**
- *Status asthmaticus:* Ein Asthmaanfall, der länger als 24 Stunden nicht auf die Therapie reagiert. Er wird also nicht besser.

6.6 Wie behandelt man Asthma?

Erstmaßnahmen im akuten Asthmaanfall sind:

- Ruhe bewahren.
- Den Betroffenen beruhigen. Nicht allein lassen.
- Bedarfsmedikation geben: β_2-Sympathomimetikum Dosieraerosol. Bei Bedarf inhalieren lassen.
- **Dosierte Lippenbremse** anwenden lassen.

- Den Betroffenen in eine atemerleichternde Position bringen. Zum Beispiel: den Kutschersitz, Anlehnen an die Wand, Torwartstellung, Oberkörperhochlagerung mit unterstützten Armen und Schultergürtel.
- Sauerstoff geben.

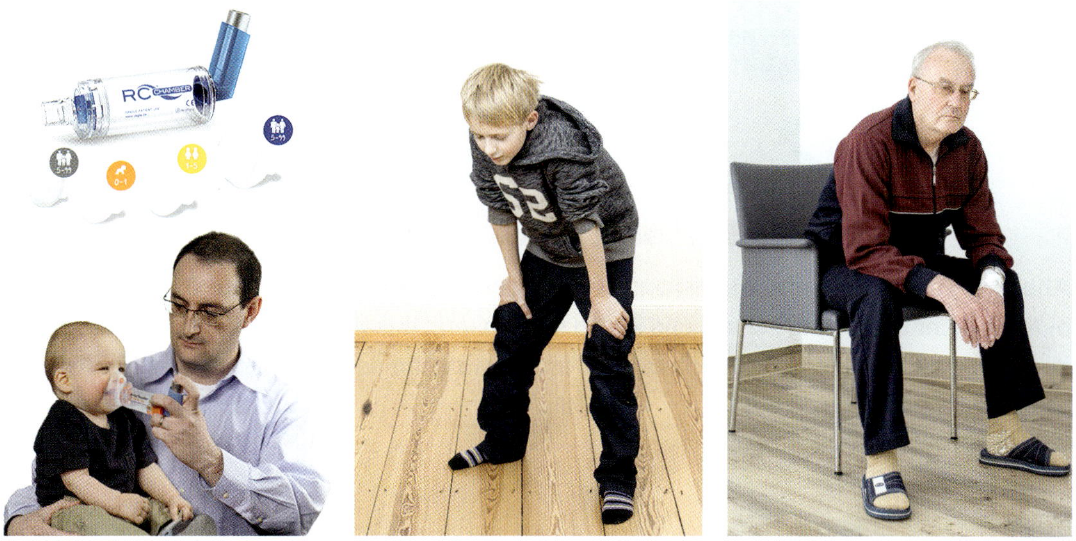

Abb. 6.3 Atemerleichternde Maßnahmen im Asthmaanfall. Links unten: älterer Säugling im Sitzen beim Inhalieren eines Dosieraerosols mit Spacer und Maske. Links oben: Spacer und Maske im Detail. Mitte: Junge in Torwartstellung. Rechts: Patient im Kutschersitz. [U106, K115]

Bei einem sehr schweren Asthmaanfall wird die Behandlung im Krankenhaus medikamentös fortgeführt.

6.7 Welche Medikamente werden verwendet?

Bei der dauerhaften Behandlung von Asthma gibt es 2 Medikamentengruppen.

- Erleichterungsmedikamente. Man nennt sie: **Reliever**. Sie lindern die Beschwerden. Zum Beispiel **Bronchodilatatoren** wie β_2-Sympathomimetika.
- Kontrollmedikamente. Man nennt sie: **Controller**. Sie lindern die Entzündung. Sie eignen sich aber nicht im Anfall, um die Symptome zu lindern. Häufig werden inhalierbare **Glukokortikoide** gegeben. Achtung: Hier kann ein Pilzbefall im Mund auftreten.

6.8 Welche pflegerischen Maßnahmen sind erforderlich?

Die Pflegefachperson informiert den Patienten über das Krankheitsbild. Sie erklärt, wie Asthma entsteht. Und wie man es behandelt. Sie weist darauf hin, dass der Patient auf das Rauchen verzichten sollte.
Weitere Maßnahmen zur Gesundheitsförderung werden erklärt. Wie zum Beispiel: Urlaub am Meer oder Gebirge, allergievermeidende Berufswahl und das Vermeiden von Infekten.
Pflegefachpersonen erklären auch den Umgang mit Peak-Flow-Metern.
Außerdem vermitteln sie atemtherapeutische Übungen und Entspannungsübungen.
Pflegefachpersonen leiten die Patienten an, wie sie inhalieren können.

7 COPD

7.1 Was ist eine COPD?

Begriffserklärung

COPD ist die englische Abkürzung für: **c**hronic **o**bstructive **p**ulmonary **d**isease. Also: chronisch obstruktive Lungenerkrankung.
Es ist eine Erkrankung mit einer nur teilweise reversiblen **Atemflussbehinderung**. Sie schreitet über Jahre hinweg. Im fortgeschrittenen Stadium entsteht ein **Lungenemphysem**. Leitsymptome sind die **chronische** Bronchitis und **Dyspnoe** bei Belastung. In Deutschland sind etwa 10 Prozent der Erwachsenen von COPD betroffen. Damit ist sie die häufigste chronische Lungenerkrankung. Die Hauptursache ist **Rauchen**.

7.2 Welche Ursachen hat eine COPD?

Die chronisch-obstruktive Lungenerkrankung hat viele Ursachen. Genetische Ursachen und Umweltfaktoren greifen ineinander. Der wichtigste Grund ist das Zigarettenrauchen.
Rauchen führt zu einer **chronischen Atemwegsentzündung**. Die Folgen sind: eine übermäßige Schleimproduktion und eine Strukturveränderung der kleinen Atemwege.
Durch die Entzündungen wird Lungengewebe zerstört. Dadurch bildet sich ein Lungenemphysem.

7.3 Wie erkennt man eine COPD?

Erstes Anzeichen ist oft eine **chronische Bronchitis mit Husten**. Dazu kommt ein schleimiges **Sputum**. Das schleimige Sputum wird auch **Raucherhusten** genannt. Der Husten tritt oft morgens auf.

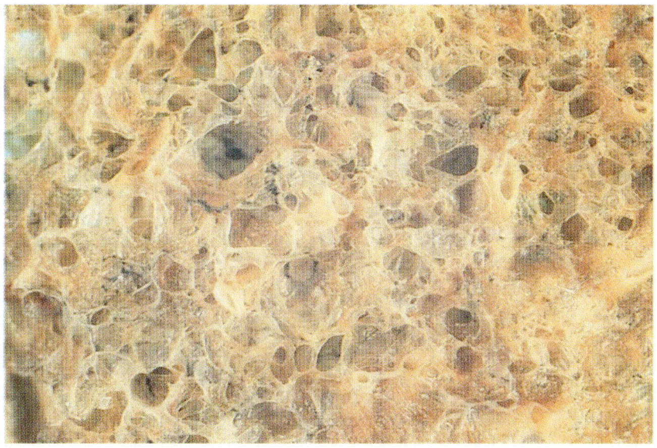

Abb. 7.1 Lungengewebe bei Emphysem mit „blasigem“, unregelmäßigem Bild [G007]

Im Verlauf tritt eine immer stärker werdende Belastungsdyspnoe auf. Das Allgemeinbefinden verschlechtert sich. Im Spätstadium sieht man oft eine **Zyanose**. Weitere Symptome sind: Gewichtsabnahme, Erschöpfung, Muskelschwund und ein erhöhtes Risiko für Herzerkrankungen. Das liegt an den freigesetzten Entzündungsbotenstoffen. Und an der schlechten Atemsituation.

7.4 Welche Diagnostik macht man bei der COPD?

Man hört den Brustkorb ab. Bei der **Auskultation** sind **trockene Rasselgeräusche** zu hören. Beim Röntgen kann man einen **Fassthorax** erkennen, wenn das Emphysem schon entstanden ist.

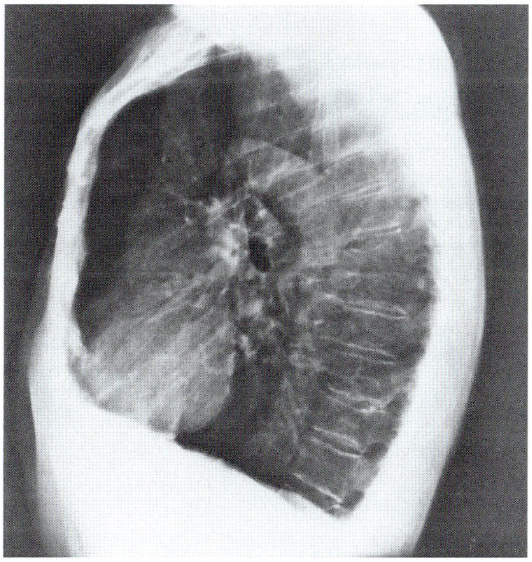

Abb. 7.2 Röntgenaufnahme des Thorax bei Emphysem. Charakteristisch sind: das tief stehende Zwerchfell, der vergrößerte anterior-posteriore Durchmesser (Fassthorax) und der vergrößerte Luftraum vor dem Herz und den großen Gefäßen. [G931]

Eine Lungenfunktionsprüfung gibt auch Auskunft über die Ventilationsfunktion der Lunge.

7.5 Welche Komplikationen können auftreten?

Bei der COPD treten früher oder später Komplikationen auf.
Komplikationen können sein:

- Immer wieder akute Verschlechterungen *(Exazerbationen)*. Diese treten immer häufiger auf. Oft werden sie durch Infekte ausgelöst.
- **Respiratorische Insuffizienz**.
- **Pulmonale Hypertonie** (Lungenhochdruck) durch Verengung und Verlust von Lungen**kapillaren**.

7.6 Wie behandelt man die COPD?

Es ist wichtig, auf das Rauchen zu verzichten. Viele Patienten schaffen das aber nicht. Weitere atemschädigende Stoffe sollten vermieden werden.
Eine medikamentöse Therapie wird gemacht mit: anti-entzündlichen Medikamenten und anti-obstruktiven Medikamenten. Dazu gehören **Bronchodilatatoren** und **Glukokortikoide**.
Außerdem sind Impfungen gegen **Influenza** und Pneumokokken zu empfehlen.
Im Spätstadium macht man eine Dauersauerstoffbehandlung.

7.7 Welche pflegerischen Maßnahmen sind erforderlich?

Atemtherapien

Atemtherapien verbessern bei der chronisch-obstruktiven Lungenerkrankung die Ausatmung. Das vermehrt produzierte **Sekret** verflüssigt sich. Dann kann man es entfernen. Beispiele sind:

- Atemtherapie ohne Geräte und mit Atemtherapiegeräten: einfache Atemübungen, **Kontaktatmung**, PEP-Geräte und Ausatmen gegen Widerstand, SMI-Trainer, **EzPAP®**, **CPAP-Atmung**.
- Atemunterstützende und atemerleichternde Positionierungen: Dehnlagerungen, Kutschersitz, Sitzen mit abgestützten Armen.
- Sekretmanagement: ausreichende Flüssigkeit, **Inhalationen**, Abklopfen und Vibration, produktive Abhustentechnik, endotracheales Absaugen.
- Sauerstoffgabe oder Langzeit-Sauerstofftherapie.

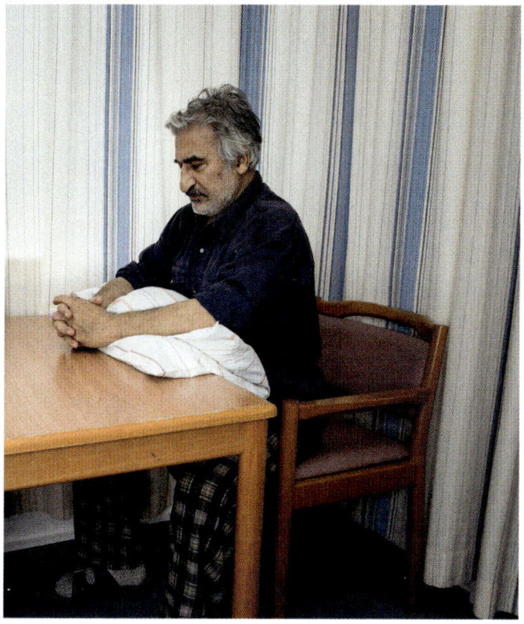

Abb. 7.3 Atemunterstützendes Sitzen mit aufgestützten Armen. Durch die Gewichtsentlastung von Armen und Schultergürtel wird die Atemmuskulatur beim Anheben des Thorax entlastet. [K115]

Weitere Maßnahmen

- Patientenbeobachtung: Vitalzeichen, besonders Atmung, **Husten** und Sekretion, Bewusstsein, Hautfarbe.
- Unterstützung des Patienten bei den Lebensaktivitäten und der Erhaltung von Ressourcen. Denn COPD Patienten neigen dazu, immer weniger aktiv zu werden.
- Anleitung zum Umgang mit Aerosolen und Inhalationen. Zu Atemtherapien anleiten.
- Maßnahmen zur Vermeidung von Infekten.
- Ernährung: Abnehmen von Übergewicht. Aber auch Vermeiden von Untergewicht.
- Bewegung: regelmäßige Bewegung, Physiotherapie, Lungensportgruppe.

Beratung

Es gibt Patientenschulungen für Patienten mit COPD.
Wenn der Betroffene noch raucht, dann sollte er unbedingt an einem **Raucherentwöhnungsprogramm** teilnehmen. Dabei lernt er, wie man auf das Rauchen verzichten kann.

8 Lungenembolie

8.1 Was ist eine Lungenembolie?

Begriffserklärung

Lungenembolie: Verlegung von Lungenarterien durch einen Embolus. Leitsymptome: plötzliche **Dyspnoe**, **Husten**, Thoraxschmerz, Kreislaufstörungen. 10 Prozent sterben daran.
Embolus: Nicht lösliches Gebilde. Zum Beispiel: Blutgerinnsel, Fremdkörper, Luft. Der Embolus wird mit dem Blut verschleppt und verstopft dann ein Gefäß.

8.2 Welche Ursachen hat eine Lungenembolie?

Ursache der **Lungenembolie** ist in über 90 Prozent der Fälle eine tiefe Beinvenenthrombose oder Beckenvenenthrombose. Aus der **Thrombose** lösen sich Teile. Diese Teile werden mit dem Blut in den Lungenkreislauf verschleppt. Dort verstopfen sie eine Lungenarterie.
Die Verstopfung löst einen hohen Widerstand im Lungenkreislauf aus. Und der **Gasaustausch** verschlechtert sich.

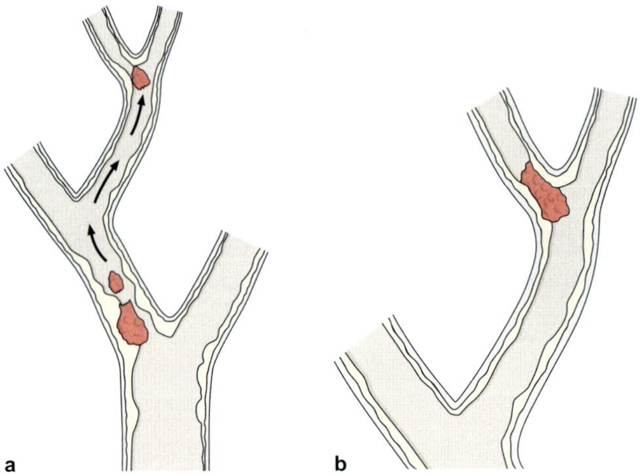

Abb. 8.1 a) Thrombus, b) Embolus [L157]

8.3 Wie erkennt man eine Lungenembolie?

Die wichtigsten Symptome einer Lungenembolie sind:

- plötzliche Dyspnoe, **Tachypnoe**
- **Husten**, manchmal blutiges **Sputum**
- Thoraxschmerzen
- Tachykardie, Blutdruckabfall bis hin zur Ohnmacht. Das Fachwort für Ohnmacht ist: *Synkope*.
- Unruhe, Beklemmungsgefühl, Angst

Je größer das verstopfte Gefäß ist, desto stärker sind die Beschwerden: Bei einer Verstopfung eines kleinen Astes merkt man manchmal nichts. Wenn ein Hauptstamm verstopft, dann kann in wenigen Minuten ein Herz-Kreislauf-Stillstand auftreten.

8.4 Welche Diagnostik wird gemacht?

Die Symptome sind meistens eindeutig. Zusätzlich nimmt man Blut ab. Dort sind die **D-Dimere** bei einer Lungenembolie erhöht.
Bei Verdacht wird ein **Angio-CT** gemacht. Dort kann man die Gefäße und den Embolus erkennen. Wenn der Embolus aus den Beinvenen kommt, ist ein Ultraschall von den Beinvenen möglich.

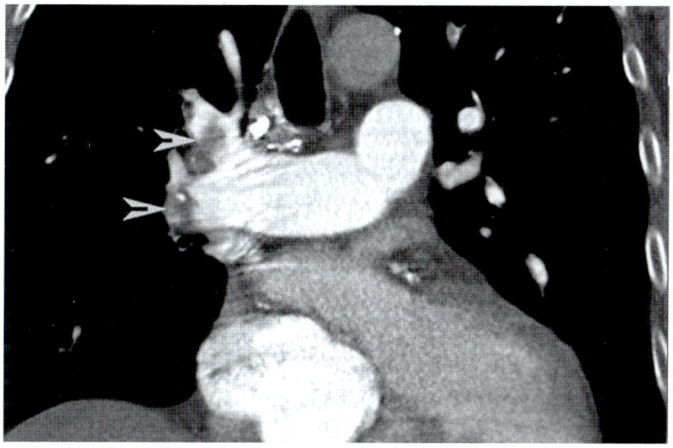

Abb. 8.2 Angio-CT bei Lungenembolie. Die Pfeilspitzen zeigen auf Kontrastmittelaussparungen durch die Emboli. [M507]

8.5 Welche Komplikationen können auftreten?

Wichtigste Komplikationen sind die Verschlechterung der Atemsituation bis zur respiratorischen Insuffizienz. Und das akute **Cor pulmonale**: Die Belastung des rechten Herzens. Die Folge ist eine Vergrößerung des rechten Herzens. Dadurch steigt der Druck im Lungenkreislauf.

8.6 Wie behandelt man eine Lungenembolie?

Sofortmaßnahmen

- Hilferuf
- Oberkörperhochlagerung oder Herzbettlagerung
- keine Anstrengung, keine Mobilisation
- Beruhigen des Patienten
- Öffnen von beengender Kleidung und Fenstern
- Sauerstoffgabe
- Vitalzeichenkontrolle, Anschließen an einen Monitor und **Pulsoxymetrie**
- Legen eines intravenösen Zugangs, dabei Blutabnahme für Notfalllabor
- Blutgasanalyse
- Gabe von Schmerzmitteln und Beruhigungsmitteln
- Gabe von **Heparin**
- Bei **Schock**: **Reanimation**, **Intubation**, Beatmung, Verlegung auf Intensivstation

Medikamentöse Behandlung

Eine sofortige Gabe von Medikamenten, die die Blutgerinnung hemmen. Man nennt sie: **Antikoagulantien.**
Meistens macht man eine **Heparinisierung** für mindestens fünf Tage. Und zwar durch Spritzen, die ins Unterhautfettgewebe gegeben werden.
Spritzen, die ins Unterhautfettgewebe gegeben werden, nennt man: **subkutane Injektion**.
Zusätzlich werden Tabletten genommen, die man über den Mund einnimmt. Das Fachwort für über den Mund einnehmen heißt: **oral**.

Die orale Antikoagulation kann über mehrere Monate oder lebenslang durchgeführt werden. Zum Beispiel mit Marcumar®.
Bei instabilen Patienten entfernt man den Thrombus auch mit einem Katheter oder in einer Operation (**chirurgisch**).

8.7 Welche pflegerischen Maßnahmen sind erforderlich?

- Regelmäßige Vitalzeichenkontrollen.
- Bettruhe nach Arztanordnung. Langsame Mobilisation unter genauer Beobachtung des Patienten.
- Atemerleichternde Maßnahmen und Maßnahmen zur **Pneumonieprophylaxe**.
- Unterstützung bei der Körperpflege.
- Unterstützung bei der Nahrungsaufnahme.
- Unterstützung bei der Ausscheidung.

Beratung

Zur Entlassung beraten Arzt und Pflegefachpersonen den Patienten über die Wichtigkeit der Antikoagulanzientherapie. Wichtig sind regelmäßige Kontrollen der **Blutgerinnung**. Es werden auch die Risiken benannt, die mit einer höheren Gerinnung kommen. Wie zum Beispiel erhöhte Blutungsgefahr.

Merkhilfe

Eine Lungenembolie kann man durch Vorbeugen verhindern. Indem man verhindert, dass eine **Thrombose** entsteht. Das Fachwort für das Vorbeugen einer Erkrankung heißt: **Prophylaxe**.
Thromboseprophylaxe ist also Lungenembolieprophylaxe.

9 Abkürzungen und Fachwörter

Hier finden Sie Erklärungen für wichtige Abkürzungen und Fachwörter aus diesem Buch. Beide Listen sind nach dem Alphabet geordnet.

Abkürzungen

Abkürzung	Bedeutung	Erklärung
%	Prozent	Prozent gibt den Anteil von etwas Ganzem an. 50 Prozent bedeutet zum Beispiel die Hälfte von etwas Ganzem.
Abb.	Abbildung	
AEP	**a**mbulant **e**rworbene **P**neumonie	Eine Lungenentzündung, die im häuslichen Umfeld erworben wird.
ARDS	**A**cute **R**espiratory **D**istress **S**yndrome	Englische Abkürzung für: Akutes Lungenversagen
ASE	**A**tem**s**timulierende **E**inreibung	Technik zur Verbesserung der Körperwahrnehmung.
Bar	Einheit zur Messung von Druck	
CAP	**c**ommunity-**a**quired **p**neumonia	Die englische Abkürzung für: eine ambulant erworbene Pneumonie.
Ch	**Ch**arrière	Maßangabe für den Durchmesser eines Katheters
COPD	**C**hronic **O**bstructiv **P**ulmonary **D**isease	Die englische Abkürzung für: chronisch obstruktive Lungenerkrankung
CPAP-Atmung	**C**ontinuous **P**ositive **A**irway **P**ressure	Beatmungsverfahren: andauernder Druck wird auf den spontan atmenden Patienten angewendet
CT	**C**omputer**t**omographie	Röntgenuntersuchung, die genauere Bilder machen kann als die normale Röntgenuntersuchung.
EKG	**E**lektro**k**ardio**g**raphie	Medizinischer Fachbegriff. Der Arzt misst über die Haut die elektrischen Ströme des Herzens. Dadurch können Erkrankungen des Herzens oder Herzrhythmusstörungen erkannt werden.
EzPAP®		ein kleines und tragbares Atemtherapiegerät

Abkürzung	Bedeutung	Erklärung
CO_2	Kohlendioxid	
HAP	**h**ospital-**a**quired **p**neumonia	Die englische Bezeichnung für eine in der Klinik erworbenen Lungenentzündung.
HZ	**H**and**z**eichen	Namenskürzel
i. v.	**i**ntra**v**enös	Die direkte Verabreichung eines Medikaments oder Flüssigkeit in ein venöses Blutgefäß.
l	**L**iter	Maßeinheit zur Angabe von Mengen, oft Flüssigkeiten.
mg	**Milli****g**ramm	Eine Maßeinheit. Milligramm gibt an, wie schwer etwas ist. 1 Milligramm ist ein Tausendstel Gramm.
mmHg	Millimeter-Quecksilbersäule	Eine Druckeinheit. Sie wird verwendet, um Druckangaben von Körperflüssigkeiten zu machen. Zum Beispiel bei der Blutdruckmessung.
MRT	**M**agnet**r**esonanz**t**omo-graphie	Untersuchungsmethode. Man wird in eine Röhre geschoben, dort erfolgt eine Bildaufnahme ohne Röntgenstrahlen. Anders als beim Röntgen oder CT entstehen die Bilder durch Magnetfelder und belasten den Körper dadurch nicht.
NaCl	Natriumchlorid	Kochsalzlösung
O_2	Sauerstoff	
PEP-Atmung	**P**ositive **E**xpiratory **P**ressure	Ausatmung gegen einen Widerstand
pO_2	Sauerstoff-Partialdruck	Labormessgröße. Gibt Auskunft, wie viel Sauerstoff im arteriellen Blut gelöst ist.
PSA	**P**rostata**s**pezifisches **A**ntigen	Wert, der zur Feststellung von Prostatakrebs untersucht wird.
RR	**R**iva-**R**occi	Übliche Abkürzung für den Blutdruck in der Praxis. Zum Beispiel: RR 120/80.
Tab.	Tabelle	
V-A-T-I Positionierung		Lagerung bei Atemproblemen oder zur Pneumonieprophylaxe

Fachwörter

Im Buch ist eine Auswahl von Fachwörtern zum Thema Atmung fett gedruckt und gelb hinterlegt. Hier finden Sie die Erklärung zu diesen Fachwörtern.

A	
Alveolen	Lungenbläschen
Antitussiva	Medikamente gegen Husten
Apnoe	Atemstillstand
ARDS	akutes Lungenversagen
Aspiration	Eindringen von Stoffen in die Atemwege beim Einatmen
Asthma	chronische entzündliche Erkrankung der Atemwege
Atelektasen	Die Lunge oder ein Teil der Lunge ist zusammengefallen. Deshalb wird die Lunge oder der Teil der Lunge nicht mehr richtig belüftet.
Atemfrequenz	Anzahl der Atemzüge, die der Patient in 1 Minute macht.
Atemintensität	Angabe zur Atemtiefe des Patienten.
Atemrhythmus	Abfolge der Atemzüge
atemstimulierende Einreibung	Einreiben von Brust und Rücken in rhythmischen Bewegungen. Sie verbessert die Körperwahrnehmung.
Atemtyp	Art und Weise, wie der Patient einatmet und ausatmet, zum Beispiel Bauchatmung
Auskultation	Abhören von Organen mit dem Stethoskop
Azidose	krankhafte Übersäuerung des Körpers
B	
Bauchatmung	Atemtyp: Der Patient atmet vor allem mit dem Bauch. Bei der Einatmung senkt sich das Zwerchfell und der Bauch wölbt sich vor.
Biot-Atmung	Einige tiefe und regelmäßige Atemzüge. Dann folgt eine Atempause.
Bradypnoe	zu langsame Atmung
bronchiale Hyperreaktivität	Auslösende Reize gelangen in die Atemwege und verengen die Bronchien. Sie tritt oft mit Asthma oder COPD auf. Symptome sind: Engegefühl, Husten und Atemnot.
Bronchialtoilette	das Absaugen von Bronchialsekret
Bronchodilatatoren	Medikament, das die Bronchien weitet.
Bronchoskopie	Spiegelung der Atemwege
Brustatmung	Atemtyp: Der Patient atmet vor allem mit der Brust. Die Zwischenrippenmuskeln heben den Brustkorb.
C	
Cheyne-Stokes-Atmung	Atemzüge werden immer wieder stärker und wieder weniger stark. Gefolgt von einer Atempause.
Controller	Kontrollmedikamente. Sie lindern bei Asthma die Entzündung und die Symptome.

C	
COPD	chronisch obstruktive Lungenerkrankung
Cor pulmonale	cor (Herz) pulmonale (Lunge). Überbelastung des rechten Herzens. Ursache ist ein erhöhter Widerstand in der Lunge, zum Beispiel bei einer Lungenerkrankung. Dadurch vergrößert sich das rechte Herz.
CPAP-Atmung	Andauernder Druck wird auf die Atmung des Patienten angewendet.
Cuff	Eine aufblasbare Manschette, die bei Trachealkanülen verwendet wird. Zur Beatmung oder Aspirationsprophylaxe.
D	
D-Dimere	Eiweißstoffe, die man im Blut nachweisen kann. Sie entstehen bei Blutgerinnseln. Dadurch sind sie ein wichtiger Nachweis bei Embolien.
Dosieraerosole	Spraydose. Damit wird ein Arzneimittel verabreicht. Die Wirkstoffe werden als winzige Tropfen oder Staub freigesetzt. Die Wirkstoffe werden dann inhaliert.
dosierte Lippenbremse	Ausatemtechnik gegen Widerstand. Beste Methode bei akuter Atemnot.
Drainagepositionierung	Lagerung des Patienten, damit Sekrete aus der Lunge abfließen können.
Dyspnoe	Atemnot
E	
Embolie	Verstopfung eines Blutgefäßes
Expektoration	Schleim aus den Bronchien, der ausgehustet wird.
Exspiration	Ausatmung
EzPAP	ein kleines und tragbares Atemtherapiegerät
G	
Gasaustausch	Einatmen von Sauerstoff und Ausatmen von Kohlendioxid
Glukokortikoide	Hormone aus der Nebennierenrinde. Diese werden als Medikamente, zum Beispiel bei Asthma eingesetzt.
H	
Herzbettpositionierung	Oberkörperhochlagerung, die den venösen Rückfluss des Blutes zum Herzen senkt.
Husten	Schutzmechanismus des Körpers, um Fremdkörper aus den Atemwegen herauszubefördern.
Hyperkapnie	zu hoher Kohlendioxidgehalt im Blut
Hyperventilation	zu hohe Belüftung der Lungen
Hyperventilationstetanie	krampfartiger Zustand des Körpers
Hypokapnie	zu niedriger Kohlendioxidgehalt im Körper
Hypoventilation	zu wenige Belüftung der Lungen
Hypoxämie	Sauerstoffmangel im Blut

I	
Inhalation	Einatmen von gasförmigen Stoffen oder Aerosolen
Inspiration	Einatmung
K	
Kohlendioxid (CO_2)	Ein Gas. Der Mensch atmet es aus.
Kontaktatmung	Die Pflegefachperson unterstützt den Patienten durch Auflegen der Hände beim Einatmen.
Kussmaulatmung	Unnormale tiefe, aber sehr regelmäßige Atemzüge.
L	
Laryngopharynx	Unterer Teil des Rachens, von Kehldeckel bis Kehlkopf
Lumenweite	Der Duchmesser eines Hohlkörpers. Zum Beispiel ein Blutgefäß oder das Innere eines Hohlorgans.
Lungenembolie	Verstopfung von Lungengefäßen durch ein Blutgerinnsel
Lungenemphysem	Überblähung der Alveolen
Lungenentzündung	Entzündung der Lungenbläschen (Alveolen) und des Bindegewebes der Lunge
Lungenfunktionstest	Untersuchung, die die Funktion von Lunge und Atemwegen prüft.
M	
Mukoviszidose	Stoffwechselerkrankung. Sie macht den Schleim in den Lungen und anderen Organen zäh und klebrig.
N	
nosokomiale Pneumonie	Der Patient hat die Pneumonie bei einem Aufenthalt in einem Krankenhaus bekommen.
O	
obstruktive Ventilationsstörung	Verengung der Bronchien in der Lunge. Die Luft kann nur schwer ausgeatmet werden.
Orthopnoe	Höchste Atemnot. Nur durch aufgerichteten Oberkörper kommt genug Luft in die Lunge.
P	
paradoxe Atmung	Atemstörung. Umgekehrte Atmung: der Brustkorb bewegt sich beim Einatmen nach innen und beim Ausatmen nach außen.
PEP-Atmung	Ausatmung gegen einen Widerstand
Pleura	Brustfell
Pneumonie	Lungenentzündung
Pneumonieprophylaxe	Maßnahmen zur Vorbeugung einer Lungenentzündung
präoxygenieren	Vor einer Behandlung zur Sicherheit Sauerstoff geben.
produktiver Husten	feuchter Husten, Husten mit Auswurf
pulmonal	die Lunge betreffend
pulmonale Hypertonie	Lungenhochdruck
Pulsoxymetrie	Messung von Sauerstoffgehalt im Blut

R	
Rasselgeräusche	krankhafte Atemgeräusche
Reliever	Erleichterungsmedikamente. Sie lindern Beschwerden von Asthma.
Respirationstrakt	Atmungssystem
respiratorische Insuffizienz	Ateminsuffizienz. Schwerwiegende Störung des Gasaustausches in der Lunge.
S	
Sauerstofftherapie	Maßnahmen, um die Sauerstoffkonzentration im Blut zu erhöhen.
Schnappatmung	Einzelne schnappende Atemzüge zwischen langen Atempausen. Schwere Atemstörung, die zu einem Atemstillstand führen kann.
Schonatmung	oberflächliche Atmung bei Schmerzen
Sekret	Absonderung aus einem Organ oder einer Wunde, zum Beispiel Schleim aus den Bronchien
Singultus	Schluckauf
Spasmus	Krampf
Sputum	Auswurf, schleimiges Sekret aus den Bronchien
Stridor	pfeifendes Geräusch beim Ausatmen
Surfactantmangel	Surfactant: Substanz in den Lungenbläschen. Bei Surfactantmangel kollabieren die Lungenbläschen. Dies führt bei unreifen Lungen vor allem bei Frühgeborenen zum Atemnotsyndrom
T	
Tachypnoe	zu schnelle Atmung
Thrombose	Blutgerinnsel
Trachealkanüle	Röhrchen, das in ein Tracheostoma eingesetzt wird.
Tracheostoma	Zugang zur Luftröhre (Trachea). Dieser Zugang entsteht durch einen Luftröhrenschnitt (Tracheotomie).
V	
V-A-T-I-Positionierung	Lagerung bei Atemproblemen oder zur Pneumonieprophylaxe. Man unterscheidet V-Lagerung, A-Lagerung, T-Lagerung und I-Lagerung. Der Buchstabe zeigt die Position der Kissen an.
Ventilation	Belüftung
Vibrationsmassage	Maßnahme, um Sekrete aus den Bronchien zu lösen.
volumenorientierte Geräte	Geräte in der Atemtherapie, bei denen ein bestimmtes Volumen erreicht werden muss.
Z	
zyanotisch/Zyanose	Blaufärbung der Haut durch Sauerstoffmangel

Verwendete Literatur

Keller, C. Atmung. In: Keller, C. (Hrsg.) Pflegen. Grundlagen und Interventionen, 3. Aufl. München: Elsevier, 2021.

Keller, C., Menche, N. Pflege von Menschen mit Erkrankungen der unteren Atemwege und der Lungen. In: Keller, C., Menche, N. (Hrsg.), Pflegen. Gesundheits- und Krankheitslehre, 2. Aufl. München: Elsevier, 2021.

Menche, N. Atmungssystem. In: Menche, N. (Hrsg.) Pflegen. Biologie. Anatomie. Physiologie, 2. Aufl. München: Elsevier, 2021.

Menche, N., Röhm-Kleine, S., Keller, C. Pflege bei Lungenerkrankungen. In: Menche, N., Keller, C., Teigeler, B. (Hrsg.) Pflege Heute, 8. Aufl. München: Elsevier, 2023.

Röhm-Kleine, S. Atmung. In: Menche, N., Keller, C., Teigeler, B. (Hrsg.), Pflege Heute, 8. Aufl. München: Elsevier, 2023.

Abbildungsnachweis

Hinter den Texten zu den Abbildungen steht eine Angabe in eckigen Klammern. Zum Beispiel [L190]. Diese Angabe nennt den Urheber der Abbildung.

A400	Reihe Pflege konkret, Elsevier/Urban & Fischer
E402	Drake, R. L./et al.: Gray's Anatomy for Students. Elsevier Churchill Livingstone, 1. Aufl. 2005.
G007	Lovaasen, K.R./Schwerdtfeger J: ICD-9-CM Coding: Theory and Practice, 1st edition, Saunders, 2010/2011
G931	Heuer, A. J./Scanlan, C. L.: Wilkins' Clinical Assessment in Respiratory Care. Elsevier, 8. Aufl. 2018.
J787	Colourbox.com
K115	Andreas Walle, Hamburg
K183	Eckhard Weimer, Würselen
L119	Karin Wurlitzer, Greifswald
L138	Martha Kosthorst, Borken
L157	Susanne Adler, Lübeck
L190	Gerda Raichle, Ulm
L255	Irina Kart, Berlin
L264	Claudia Flüss, München
L271	Matthias Korff, München
M507	Prof. Dr. W. Domschke, Münster
T352	Klinik für Neurochirurgie, Alfried Krupp Krankenhaus, Essen
T408	Fotosammlung des Dr. von Haunerschen Kinderspitals, München
U106	CEGLA Medizintechnik GmbH & Co. KG, Montabaur
U244	Medtronic GmbH, Meerbusch
V083	Weinmann Geräte für Medizin GmbH + Co. KG, Hamburg
V084	Löwenstein Medical Technology
V090	Smiths Medical Deutschland GmbH, Kirchseeon
V105	Atmos Medizintechnik GmbH & Co.KG, Lenzkirch
V223	Firma Logomed, Bad Homburg
V394	Andreas Fahl Medizintechnik-Vertrieb GmbH, Köln
V474	HaB GmbH, Winsen an der Luhe
V565	HEYER Medical AG, Bad Ems
V604	TROTEC GmbH & Co. KG, Heinsberg
V605	Beurer GmbH, Ulm
V607	Kröber Medizintechnik GmbH, Dieblich
V637	GTI medicare GmbH, Hattingen
V638	HEIMOMED Heinze GmbH & Co. KG, Kerpen

Stichwörter

Hier finden Sie wichtige Stichwörter aus dem Buch in alphabetischer Reihenfolge. Die Stichwörter können Sie auf den angegebenen Seiten nachschlagen.

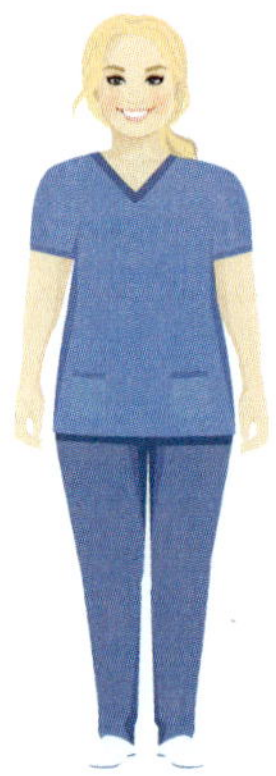

In der Reihe **Pflege in Einfacher Sprache**
gibt es folgende Titel

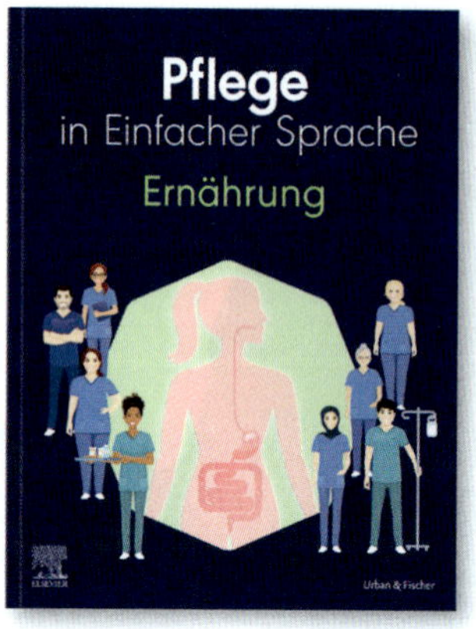

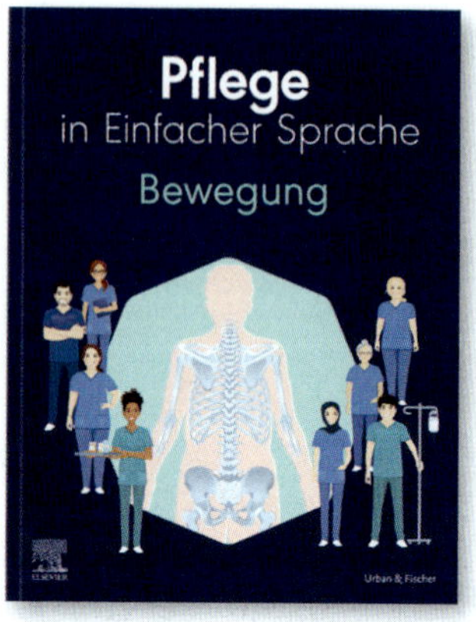

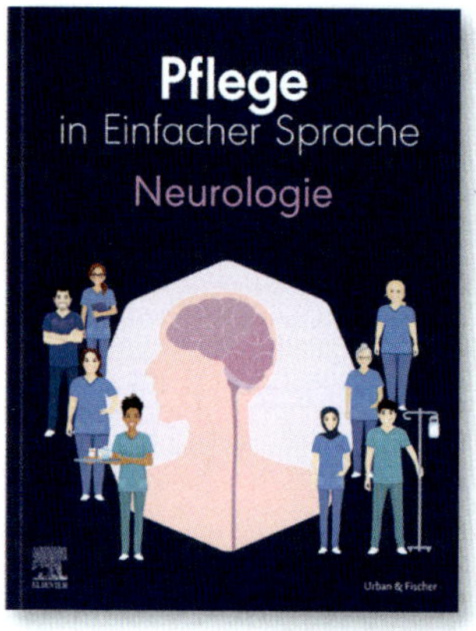

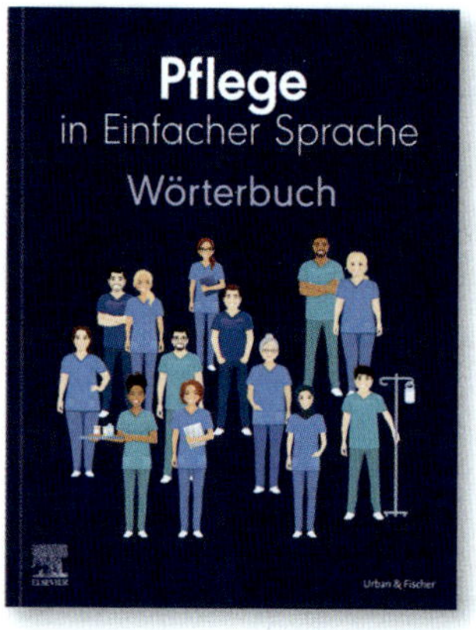

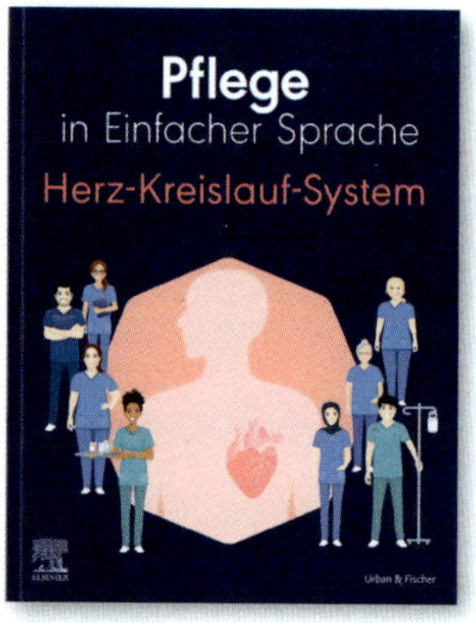

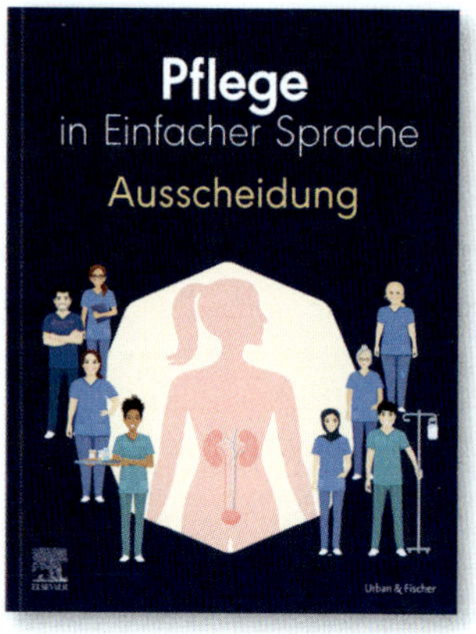

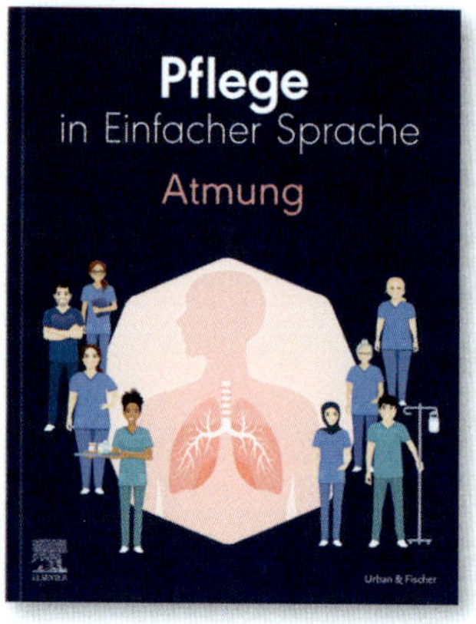

M. Nickl

Pflege in Einfacher Sprache

Atmung

Dieses Buch gehört

....

....

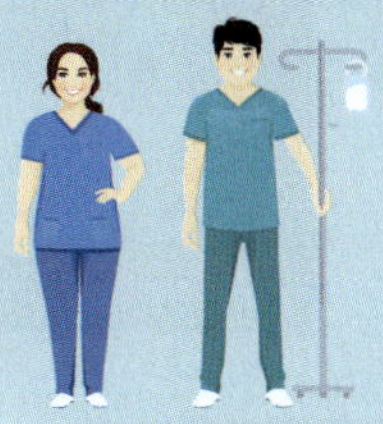